U0255480

图书在版编目（CIP）数据

协和内科住院医生/实习医生门诊手册/曾学军，黄晓明主编. —北京：中国协和医科大学出版社，2013.11(2024.10重印).
ISBN 978-7-81136-962-5

Ⅰ.①协… Ⅱ.①曾… ②黄… Ⅲ.①内科-门诊-手册 Ⅳ.①R5-62

中国版本图书馆 CIP 数据核字（2013）第 232875 号

协和内科住院医生/实习医生门诊手册

主　　编：曾学军　黄晓明
责任编辑：顾良军

出版发行：中国协和医科大学出版社
（北京东单三条九号　邮编 100730　电话 65260431）
网　　址：www. pumcp. com
经　　销：新华书店总店北京发行所
印　　刷：三河市龙大印装有限公司

开　　本：787×1092　　1/32 开
印　　张：6
字　　数：150 千字
版　　次：2014 年 1 月第 1 版
印　　次：2024 年 10 月第 5 次印刷
定　　价：25.00 元

ISBN 978-7-81136-962-5

协和内科住院医生/实习医生门诊手册

主　编　曾学军　　黄晓明

参编人员　王　亮　　钱苏宁　　牛婧雯
　　　　　　曲木诗玮　舒　畅　　陆　慧
　　　　　　王　健　　朱　翀　　邱　波
　　　　　　景　灏　　范俊平　　张冰清
　　　　　　沙　悦

中国协和医科大学出版社

前　　言

在住院医生的培训计划当中，虽然内科门诊的轮转也被列入其中，但门诊教学一直以来都是培训的薄弱环节。与住院患者相比，门诊患者无论是疾病谱，还是处理的原则和技巧，都会有显著不同。在国外，门诊的培训有专门配套的培训环境、设施以及成熟的培训理论，从而能够帮助实习医生及住院医生熟悉门诊常见病的诊治。相比之下，国内临床教学尚受限于国情，无法在拥挤而繁忙的门诊环境中有效开展门诊教学活动。而当面对自己不熟悉的临床问题时，刚刚开始接手门诊或急诊流水工作的年轻住院医生们又往往非常希望得到指点和帮助。因此，编写这样一本门诊工作的口袋书也是为了满足内科住院医师的这种临床需求。

"建立以医学生为主体的普通内科教学门诊"是我科的北京协和医学院和北京市高教部教学改革项目，自 2008 年开始实施，至今已经 5 个年头。该项目现已结题，但这个教学活动仍在继续，并且得到北京协和医院教改立项的支持。将既往在门诊教学和实践中的体会汇集成书，与初到门诊工作的实习医生、住院医生分享，即是这本口袋书的精髓。全书的主要编写工作均由我的同事、该教改项目的主要负责人，也是协和医院内科优秀的教学老师——黄晓明医师，带领在协和内科接受培训、特别是接受了门诊教学培训的优秀实习医生编写完成的。为了保证临床的实用性和准确性，本书的每一章节编写都有她的辛勤工作。在此对这种教学的责任心与热忱表示我深深的感谢。同时也感谢那些参与到编写工作中的协和实习医生们，从书中我看到了你们展示出的协和年轻医生的勇气与潜力。

这本书不是一本面面俱到的教科书，而是以门诊工作中最常遇到的临床问题作为主要内容。从章节的编排也可大抵看出我们的思路：第一部分的章节按常见疾病编目，而第二部分则以内科门诊常见症状和主诉编目。我们的目的是希望当初出茅庐的住院医生在门诊遇到相关问题，可以最短时间从书中找到思路和一定的提醒。

作为协和医院内科发展门诊教学的初期尝试，本书一定有其不完善之处，恳请读者积极为我们提出宝贵的意见，从而推动我们的教学活动更快更好发展起来。

曾学军

北京协和医院　普通内科主任

2013 年 7 月

目　　录

门诊接诊患者注意事项

连续性门诊医生的主要任务

✓ 确认现患问题：一次门诊解决患者的主要问题，不需要面面俱到。其他问题可预约患者在随诊门诊中逐渐解决。

✓ 管理连续性问题：内科门诊医生需要有全局观念，不仅"治病"更要"治人"，给患者全面连续的照顾。

✓ 预防为先：门诊医生要注意评估和发现疾病的危险因素，并加以处置。将预防措施作为日常诊疗的基础。

✓ 改善患者就医行为：门诊医生要注意教育启发患者何时就医，如何就医。

✓ 良好的医患关系是完成上述任务的基础。

门诊医生接诊患者前的准备

✓ 学术准备：

- 临床思维。
- 常见病诊疗规范。
- 临床指南与进展。

✓ 行为和心理准备：

- 服饰得体，体现专业素养。
- 基本心理学知识，医患沟通技巧。
- 克服恐惧，表现自信。

✓ 携带物品准备：

- 查体工具：听诊器、叩诊锤、便携手电等。
- 手册类工具书：门诊手册、药物手册等。
- 如有条件，智能手机和 PDA 是门诊快速查阅资料的好帮手。

门诊接诊基本流程

✓ 核对患者基本信息。

✓ 询问病史：注意倾听，了解患者就诊目的，有重点地详细询问病史。

✓ 体格检查：根据患者主诉做重点查体。查体时注意患者隐私的保护。

✓ 辅助检查：根据病史查体结果选择必要的实验室检查和影像检查，注意重点突出，不要"撒大网"。

- ✓ 诊断和治疗：具体见相关章节。
- ✓ 健康教育和咨询：对门诊患者进行必要的健康教育和咨询，能让患者在就诊过程中对所患疾病有所了解，改善不良生活习惯，提高患者依从性。健康教育包括疾病知识、用药注意事项、改变不良习惯（如戒烟、减轻体重等）等。
- ✓ 书写门诊病历（具体见下文）。
- ✓ 疫情报告：法定传染病或疾控部门关注疾病按要求及时填报及上传相关信息。
- ✓ 复诊随访：慢性病的随访与管理非常重要，连续性门诊是现代医疗的特点。对于慢性疾病患者要注意随访，预约患者定期来门诊就诊调整治疗。

门诊病历格式和要求

- ✓ 封面（首页）信息：逐项认真填写，药物过敏情况需特殊标注（如红笔）。
- ✓ 初诊患者病历组成："五有一签名"
  - 主诉。
  - 病史（包括重要的既往史和个人史等）。
  - 体格检查与辅助检查。
  - 初步诊断。
  - 处理意见。
  - 医生签名。
- ✓ 复诊患者病历组成：
  - 病情演变情况。
  - 重要诊疗结果。
  - 重点查体，尤其是既往阳性体征和新发现的体征。
  - 诊断和治疗的调整。
  - 医生签名。
- ✓ 每次就诊应写明就诊日期和时间。

接诊技巧

- ✓ 积极倾听。
  - 关注，不随意打断患者的倾述。
  - 与患者目光交流。
  - 感知患者的感受并予以理解和认同。

- 说话语速放慢，音调平和。
- ✓ 实时反馈。
  - 总结归纳患者的病史并反馈给患者。
  - 利用共情（empathy）理解与尊重患者。
  - 不任意评判患者的观点，对于自己不赞成的内容可以用建议性语气提出，不争辩及批驳。
- ✓ 多用开放式问题获取患者更多信息。
- ✓ 关注社会心理问题，理解疾病对患者家庭生活的影响。
- ✓ 知情同意：对于检查、诊断、治疗等决策，要用通俗的语言向患者解释，征求患者的意见。
  - 不用专业术语，解释完成后让患者复述看患者理解的程度。
  - 给患者提供多个诊疗选择，说明利弊，和患者共同做出决策。
  - 随时给患者提问的机会。

Bottom line
- 良好医患关系是门诊接诊的关键。
- 一次门诊不需要也不可能解决患者的所有问题，要注意患者就诊目的，抓住主要问题。
- 以患者为中心，与患者共同做医疗决策。

推荐阅读：

Henderson MC，Tierney LM，Smetana GW. The Patient History：Evidence-Based Approach to Differential Diagnosis Chapter 1，2nd ed. McGraw-Hill，2012

（黄晓明）

第一部分

内科门诊常见疾病

高 血 压

概述

✓ 我国成年人高血压患病率为 27.2%，与发达国家近似，但知晓率、治疗率和控制率远低于发达国家水平。

✓ 高血压是心血管疾病（CVD）与慢性肾脏疾病（CKD）最重要并且是可以改变的因素之一。

诊断

✓ 不管以何种原因就诊的成人患者都应测量血压。

✓ 血压水平的定义和分类见下表（单位 mmHg）：

类　别	收缩压	舒张压
正常血压	<120	<80
正常高值	120~139	80~89
高血压	≥140	≥90
1 级高血压	140~159	90~99
2 级高血压	160~179	100~109
3 级高血压	≥180	≥110
单纯收缩期高血压	≥140	<90

✓ 首次发现高血压需要重复测量，并测双上肢血压。

症状与体征

✓ 大部分患者无症状。出现靶器官损伤时可有相应症状，如胸痛、呼吸困难、视力改变、头痛、间歇性跛行等。

✓ 继发性高血压常有提示原发疾病的症状与体征（见下文）。

鉴别诊断

✓ 最常见的为原发性高血压，但要注意和继发性高血压鉴别。

✓ 以下线索提示有继发性高血压的可能：

　　■ 年轻起病。

- 突然起病。
- 严重或顽固性高血压。
- 原来控制良好的血压突然恶化。
- 有提示继发性疾病的症状与体征，如阵发作、向心性肥胖、嗜睡、周围血管病变等。

✓ 常见继发性高血压的病因：
- 慢性肾脏疾病（CKD）（慢性肾小球肾炎、多囊肾、糖尿病肾病等）。
- 内分泌性高血压（嗜铬细胞瘤、原发性醛固酮增多症、库欣综合征、甲状腺功能亢进等）。
- 肾血管疾病（大动脉炎、纤维肌性增生不良、动脉粥样硬化等）。
- 睡眠呼吸暂停综合征。
- 主动脉缩窄。
- 药物［糖皮质激素、口服避孕药、麻黄碱、环孢素A、促红细胞生成素（EPO）等］。

评估

评估目的：判断高血压病因；确定血压水平及其他心血病危险因素；评价靶器官损害情况。

✓ 病史：高血压及其他继发疾病的症状；既往血压情况；目前用药；糖尿病、冠心病、高脂血症、肾脏疾病、阻塞性呼吸暂停综合征（OSAS）等其他慢性疾病；吸烟史；生活习惯（盐摄入量、日常运动）；家族史。

✓ 查体：血压；BMI；甲状腺；心肺查体；颈部及腹部血管杂音；下肢水肿；足背动脉搏动。

✓ 常规检查：血常规；尿常规；血生化（钾、空腹血糖、尿酸、肌酐）；血脂；心电图（ECG）。

✓ 靶器官评价：超声心动图（UCG）；颈动脉超声；眼底检查；糖尿病患者查微量白蛋白尿；尿常规蛋白阳性者查尿蛋白定量。

✓ 怀疑继发性高血压患者，根据需要查呼吸睡眠监测、肾动脉超声、肾上腺B超或CT、内分泌功能检查（可转诊内分泌专科）。

治疗

✓ 目标：< 140/90mmHg，糖尿病（DM）或 CKD 患者 <130/80mmHg。

✓ 生活方式改变：减轻体重；低盐饮食；增加运动；戒烟；减轻精神压力。

✓ 5 类降压药物〔利尿剂、CCB、β 受体阻滞剂、ACEI、血管紧张素受体阻断剂（ARB）〕都可以作为降压治疗的起始用药和维持用药。首选长效药物，每日晨起服用 1 次。

✓ 2 级以上高血压推荐两种以上药物联合使用。

✓ 合并其他疾病时降压药物的选择可参考下表：

合并的疾病	推荐药物				
	利尿剂（合用）	β 受体阻滞剂	ACEI	ARB	CCB
慢性心力衰竭	✓	✓	✓	✓	
心肌梗死后		✓	✓		
冠心病高危因素	✓	✓	✓		✓
糖尿病	✓		✓	✓	✓
CKD			✓	✓	
预防脑卒中复发	✓		✓		

✓ 降压药物的常用不良反应

■ 利尿剂：低钾血症。

◆ Tips：高血压合并低钾血症者首先应询问患者是否使用利尿剂。

■ 血管紧张素转换酶抑制剂（ACEI）：咳嗽，肾功能不全。

◆ Tips：初次使用 ACEI 者，嘱患者 2 周后查肾功能。

■ 钙拮抗剂（CCB）：头痛，水肿。

患者教育

✓ 高血压是一慢性疾病，大部分患者需要终身规律服药。

✓ 由于心脑血管意外最易发生在清晨，患者最好养成晨起首先服降压药物的习惯。

✓ 低盐饮食有利于血压的控制，摄盐应每日<6g/人（包括酱油、黄酱等其他调味料的含盐量），做菜时最好用定量小勺控制盐量。

转诊

✓ 起病急，舒张压超过120mmHg并伴有剧烈头痛、憋气、视力改变者转急诊处理。

✓ 怀疑或明确继发病因者转诊至相应科室（呼吸科、肾内科、内分泌科、血管外科等）。

✓ 经常规处理血压仍难以控制者可转诊至心内科专科医生指导处理。

Bottom line

● 生活方式的改变对于所有高血压患者都十分重要。

● 大部分高血压患者需要两种以上的药物控制血压。

推荐阅读：

Chobanian AV, et al. The seventh report of the Joint National Committee on Prevention, Evaluation, and Treatment of High Blood Pressure: The JNC-7 Report. JAMA 2003, 289 (19): 2560

中国高血压防治指南修订委员会. 中国高血压防治指南 2010. 中华高血压杂志, 2011, 19 (8): 701-743

（黄晓明）

血 脂 异 常

概述

✓ 大量研究表明降低胆固醇水平能降低心血管疾病的发病率和死亡率。

✓ 低密度脂蛋白（LDL）水平是最重要的心血管疾病危险因素。

病因

✓ 大部分为原发性血脂异常，包括饮食相关、缺乏运动、家族遗传。

✓ 继发性血脂异常，如：

- 糖尿病。
- 甲状腺功能低减。
- 肾病综合征或其他肾脏相关疾病。
- 胆道梗阻性疾病。
- 药物相关性。

评估

结合 Framingham 10 年风险度及冠心病危险因素，确定血脂控制目标及治疗策略。

✓ 步骤 1：测量空腹血脂水平。

✓ 步骤 2：评价冠心病风险（见下）。

✓ 步骤 3：根据下表确定 LDL 调控目标。

风险分组	LDL 控制目标 （mg/dl）	开始生活方式改变 （mg/dl）	考虑药物治疗 （mg/dl）
低危 0~1 个危险因素	<160	≥160	≥190 （如果病人愿意可控制于 160~189）
中危 ≥2 个危险因素及 10 年风险度<10%	<130	>130	>160

续表

风险分组	LDL 控制目标 （mg/dl）	开始生活 方式改变 （mg/dl）	考虑 药物治疗 （mg/dl）
高危 ≥2 个危险因素及 10 年风险度 10%~20%	<130 （可选择<100）	>130	>130 （可选择 100~129）
极高危 冠心病/冠心病等危症 或 10 年风险度 20%	<100 （可选择<70）	>100	>100 （可选择>70）

* Framingham 10 年风险度计算可有多种计算程序获得。

* 冠心病等危症：糖尿病、有症状的颈动脉疾病、外周血管病、主动脉瘤、10 年风险度>20%。

✓　冠心病危险因素：
  - 年龄：男性≥45 岁；女性≥55 岁或绝经；
  - 高血压：BP≥140/90mmHg 或者已行降压药物治疗；
  - 吸烟；
  - 早发冠心病家族史：一级亲属男性<55 岁，女性<65 岁；
  - 低高密度脂蛋白（HDL）血症：<40mg/dl；
  - 高 HDL 血症（>60mg/dl）为保护因素（可抵消一项危险因素）。

✓　LDL 可选择控制目标（高危组<100 mg/dl，极高危组<70 mg/dl）尤其适用于新近心肌梗死，冠心病合并糖尿病，危险因素较重或控制不佳，代谢综合征的患者；

✓　血脂管理原则：首先优先达到 LDL 目标，其次达到 non-HDL（TC-HDL-c）目标高于 LDL 目标 30mg/dl，然后控制 TG 和 HDL。如果 TG>500mg/dl 则优先降低 TG 水平，以降低胰腺炎风险。

治疗

✓　生活方式改变
  ■　饮食：饱和脂肪酸限于热量摄入的 7%，同时避免反式脂肪酸摄入；总脂肪的摄入量不超过每天热量的 25%~35%；胆固醇摄入少于 200mg/d。

- 体重指数（BMI）>25 的患者需减肥。
- 运动：至少 1 周 3 次，每次 20 分钟的运动有助于减肥和升高 HDL 水平。

✓ 药物治疗：适用于仅靠饮食和运动无法达标的患者，同时在患者无禁忌证的情况下有必要应用阿司匹林预防冠心病及脑血管事件。常用降脂药物见下表。

药物分类	降脂效果	副作用	注意事项
他汀类	LDL −18%~55% HDL +5%~15% TG −7%~30%	● 肝功能异常 ● 肌痛/肌炎	● 避免瑞素伐他汀和华法林或吉非贝齐合用
胆盐螯合剂 ● 降脂树脂 ● 考来维仑	LDL −15%~30% HDL +3%~5% TG 不变或增加	● 腹胀，便秘 ● 降低其他药物吸收 ● 增加 TC	● 如果 TG>400mg/dl 则避免使用 ● 孕妇使用安全 ● 与他汀类协同降低 LDL 水平
烟酸	LDL −5%~25% HDL +15%~35% TG −20%~50%	● 面部潮红 ● 高糖血症 ● 高尿酸血症/痛风 ● 恶心 ● 头痛	● 重度痛风及慢性肝病患者禁用 ● 缓释剂可减少面部潮红，提前 1 小时服用阿司匹林也有此效果
贝特类 ● 吉非贝齐 ● 非诺贝特	LDL 效果不显著 HDL +10%~20% TG −20%~50%	● 恶心 ● 皮疹 ● 胆石症	● 重度肝肾疾病禁用 ● 与他汀类合用加重肌炎
Omega-3 脂肪酸	LDL 效果不显著 HDL +13% TG −45%	● 消化不良 ● 鱼腥味	● 可增加出血时间，抗凝治疗患者慎用 ● 大剂量起效（4g/d）

- ✓ 他汀类药物为一线用药，但是以下情况可考虑使用其他药物：
  - ■ 患者 TG 水平升高，而 TC 和 LDL 水平相对正常，可使用贝特类药物或烟酸。
  - ■ 患者对他汀类药物不耐受或过敏，可使用贝特类药物或烟酸。
  - ■ 患者单纯低 HDL 血症合并冠心病，依折麦布可降低心血管事件发生率。
- ✓ 单药治疗无效可联合用药。
- ✓ 用药 6 周后评估疗效。
- ✓ 他汀类药物稳定剂量使用者无需常规 CK 或肝功能监测；

高三酰甘油血症

- ✓ 定义：正常<150mg/dl，正常高限 150～199mg/dl，高 TG 血症 200～499mg/dl，极高 TG 血症>500 mg/dl。
- ✓ 病因：胰岛素抵抗，未控制的糖尿病，肥胖，缺乏运动，大量饮酒和吸烟。
- ✓ 治疗：
  - ■ 若 TG 200～499mg/dl，改变生活方式，首先优先达到 LDL 目标，其次达到 non-HDL 目标高于 LDL 目标 30mg/dl，如果仍然控制不佳可行药物治疗。
  - ■ 若 TG>500 mg/dl，优先降低 TG 以降低胰腺炎风险。低脂饮食，加强锻炼，减肥并且应用贝特类药物或烟酸。一旦 TG<500 mg/dl，则控制 LDL 水平为最优先。

低 HDL 血症

- ✓ 定义：正常>40mg/dl，如果>60mg/d 则有保护作用。
- ✓ 治疗：
  - ■ 生活方式改变：减肥，运动，饮食控制和戒烟；
  - ■ 如果生活方式改变效果不佳，可行烟酸，贝特类药物或者 Omega-3 脂肪酸治疗；

患者教育

- ✓ 血脂异常患者首先要改变生活方式：低脂饮食、减重、增加运动。

✓ 对于存在两个以上冠心病危险因素的血脂异常患者，他汀类药物的获益远大于肝功能损害等不良反应，不要因为担心药物不良反应而拒绝服药。

> **Bottom line**
> - 针对患者个性化治疗，根据冠心病风险分层确定血脂控制目标及治疗策略。
> - 所有的治疗策略都应包括生活方式的改变。
> - 有很强的证据表明他汀类药物能降低死亡率，是大多数患者的一线治疗药物。

推荐阅读

Executive summary of the third report of the National Cholesterol Education Program（NECP）expert panel on detection, evaluation, and treatment of high bold cholesterol in adults（adult treatment panel Ⅲ）. JAMA, 2001, 285（19）：2486

中国成人血脂异常防治指南. 中华心血管病杂志，2007，5

（王　亮　黄晓明）

冠 心 病

概述

- ✓ 随着我国人口老龄化以及社会经济发展带来的冠心病危险因素的明显增长，我国冠心病（CAD）的发病和死亡呈明显上升趋势。
- ✓ 冠心病的主要危险因素为高血压、血脂异常、吸烟、糖代谢异常、超重和肥胖、缺少运动和心理压力等。
- ✓ 糖尿病、脑卒中、下肢动脉硬化性疾病、主动脉瘤、严重慢性肾脏疾病为 CAD 的等危症。

症状体征

- ✓ 怀疑急性冠脉综合征（ACS）的患者，包括不稳定心绞痛、ST 段抬高心肌梗死（STEMI）及非 ST 段抬高心肌梗死（NSTEMI），应当由急诊立即评估。门诊主要处理稳定的冠心病患者。
- ✓ 可以回答下列三个问题来快速筛查典型稳定性心绞痛：
  - 不适感是在胸骨后吗？
  - 运动后加重吗？
  - 休息或服用硝酸甘油后有缓解吗？

鉴别诊断

- ✓ 稳定性心绞痛：典型的胸骨后症状，且频率、持续时间、程度无变化，休息或舌下含服硝酸甘油后缓解。
- ✓ 不稳定性心绞痛/ACS：典型的胸骨后症状，且频率、持续时间或程度逐渐恶化，休息或舌下含服硝酸甘油后不缓解。

评估

- ✓ 对具备括号内条件的门诊患者（患者自己要求评估、中年吸烟者或有其他危险因素，症状提示有 CAD）从以下几方面进行 CAD 总体危险评估，计算 Framingham 10 年风险以确定目标指标。

  （可登陆中国心血管病防治信息网进行危险评估，网址：www.healthheart-china.com）

  - 病史：包括家族史、吸烟、饮食、运动情况。
  - 查体：包括血压、心率、心肺听诊、足背动脉、身高、体重、腰围。

- 化验：血糖、血脂、血肌酐、尿蛋白。
- ECG，UCG。

✓ 对于症状不典型怀疑 CAD 的患者或无症状既往诊断 CAD 的患者可进行以下无创检查进行诊断和危险分层。

- 平板运动试验：适用于 ECG 提示陈旧性心肌梗死或 CT 提示严重冠脉钙化的无症状患者，且患者无下列基础心电图异常：预激综合征（WPW）、室性逸搏、休息状态下 ST 段压低 >1mm、完全性左束支传导阻滞。
- 运动心肌灌注显像或运动超声心动图：适用于满足上述心电图运动试验条件的患者，但患者基础 ECG 有上述异常。还适用于平板运动试验 Duke 评分为中危或高危的无症状患者。
- 腺苷或双嘧达莫心肌灌注显像或多巴酚丁胺超声心动图：适于满足上述心电图运动试验条件但不能运动的患者。此检查并不受限于异常基础心电图。

治疗

A. 一级预防（对于有危险因素的人群）

✓ 吸烟：进行戒烟宣教并避免吸二手烟。

✓ 血压：目标 <140/90mmHg，肾功能不全、心力衰竭或糖尿病者 <130/80mmHg。鼓励改善生活方式（减肥、低钠饮食、适量饮酒、增加活动）。如果改善生活方式 6~12 个月对于达到目标无效，加用药物。

✓ 饮食：鼓励摄入水果、蔬菜、谷类、低脂或无脂乳品、鱼、豆类、禽类或瘦肉。减少摄入饱和脂肪酸、胆固醇，并限制饮酒量（酒精摄入量男性 <25g/d，女性 <15g/d）。

✓ 抗血小板疗法：对 10 年 CAD 风险 >10% 的高危者予阿司匹林 75~100mg/d。

✓ 运动：鼓励每周 3~5 天，持续 30 分钟的适当强度的体力活动。

✓ 控制体重：BMI 控制于 18.1~24.9。

✓ 血糖应控制正常水平。糖尿病是 CAD 的等危症，对糖尿病进行二级预防。

✓ 胆固醇：为了达到 LDL 目标，考虑改善生活方式 12 周，包括减少胆固醇和饱和脂肪摄入、减肥、增加体力活动、增加可溶性纤维素摄入。如不能达到 LDL 目标，考虑加用他汀类药物。如应用最大剂量他汀药物仍不达标，加用胆汁酸结合树脂或烟酸。LDL 目标基于危险因素及 Framingham 评分的 CAD 10 年风险（详见血脂异常章节）。

B. 二级预防：已确诊 CAD 或 CAD 等危症者

✓ 吸烟：进行戒烟宣教并避免二手烟。

✓ 血压：目标 < 140/90mmHg，患糖尿病或 CAD 者 < 130/80mmHg，鼓励控制体重、增加体力活动、节制饮酒、低钠饮食。如未能达到目标血压，加用 β 受体阻滞剂和（或）ACEI。

✓ 胆固醇：目标 LDL<100。一般推荐进一步降至<70，但不是必须。非 HDL 应当<130mg/dl。从生活方式改善开始，必要时用药。

✓ 运动：鼓励每周 5~7 天的适当强度的 30 分钟活动。

✓ 控制体重：BMI 应当控制于 18.5~24.9。

✓ 抗血小板治疗：如无禁忌，所有患者予阿司匹林 75~100mg/d。

✓ ACEI/ARB 治疗：对左室射血分数（LVEF）<40% 的患者和高血压、糖尿病、CKD 患者起始予一种 ACEI。对于有 ACEI 适应证但不能耐受者予 ARB。

✓ β 受体阻滞剂：用于有心肌梗死史、ACS、或左心室功能障碍者，无论有无心力衰竭临床表现。

✓ 醛固酮拮抗剂（螺内酯）：用于心肌梗死后无明显 CKD（男性 Cr<2.5μmol/L，女性 Cr<2.0 μmol/L）和高钾血症，且已经服用 ACEI/ARB+β 受体阻滞剂 LVEF 仍<40% 的患者。

✓ 流感疫苗：所有 CAD 及其等危症的患者均应每年接种流感疫苗。

✓ 如有糖尿病应严格管理。

✓ 考虑筛查并治疗抑郁症。CAD 合并抑郁症者心血管死亡率提高。虽然并无证据表明治疗抑郁症可以改善 CAD 的心血管病结局，但初步的证据表明，行 SSRI（选择性 5-羟色胺再摄取抑制剂）治疗的抑郁症患者其心血管死亡率下降（SADHART 试验）。

患者教育

✓ 控制可改变的危险因素，如血压、血糖、血脂、吸烟、肥胖、生活方式、心理压力等。

✓ 指导患者急救药物（主要是硝酸甘油）的使用，平时需携带急救药物。

✓ 教育患者胸痛频率、持续时间或程度逐渐恶化时，及时应用硝酸甘油，并急诊就诊。

转诊时机

✓ 如病史、查体、心电图或实验室检查提示不典型心绞痛或 ACS，转诊至急诊。

✓ 如患者在危险因素控制及药物治疗后仍有症状或仍有难以控制的危险因素，需转诊至心内科评价介入治疗或手术的必要性。

Bottom line

● CAD 的一级预防需从小做起，儿童时期就养成良好的饮食与运动习惯。

● 有危险因素的人群尽早评估。

● CAD 及其等危症者严格二级预防。

推荐阅读

中华医学会心血管病学分会，中华心血管病杂志编辑委员会. 中国心血管病防治指南. 中华心血管病杂志，2011，39（1）：3-22

JCS Joint Working Group Guidelines for Elective Percutaneous Coronary Intervention in Patients With Stable Coronary Artery Disease（JCS 2011），Circ J，2013，77（6）：1590-607

（王　亮　黄晓明）

充血性心力衰竭

概述

✓ 欧美国家资料显示，在过去40年中，由于充血性心力衰竭（简称心衰，HF）导致的死亡增加了6倍，心力衰竭是主要心血管病中发病率显著增加的唯一疾病。

✓ 我国成人年心力衰竭的患病率为0.9%，病因主要为冠心病、高血压和风湿性瓣膜病，其他少见原因包括心肌病、甲状腺功能亢进、淀粉样变、结节病等。

分类

✓ 收缩期HF：临床HF伴有射血分数（EF）下降（<45%）。

✓ 舒张期HF：临床HF伴有正常EF，可无症状。

✓ 纽约心脏病协会（NYHA）：症状分类，每天可变化。

NYHA	症状定义
I	运动时有症状
II	行走时有症状
III	最小活动量时有症状（日常生活活动，从座位站起）
IV	休息时有症状

✓ HF分期：根据心脏结构改变类+/-症状的分。C期最常见

分期	结构性心脏病的分类+/-症状
A	无结构改变，但存在高危因素：高血压、糖尿病、CAD、毒素
B	结构改变（左室肥厚、室壁运动障碍、低EF、瓣膜改变），无症状
C	任何结构改变伴随症状
D	终末期：需要左心辅助装置（LVAD）、正性肌力药物、移植前准备

症状体征

✓ 症状：气短、劳力性呼吸困难、端坐呼吸、夜间阵发性呼吸困难、水肿、胸痛、乏力。

✓ 左心衰竭的体征：肺底啰音或胸腔积液体征、肢端冰冷。心尖搏动最强点（PMI）移位和（或）弥散、S3（收缩功能异常）或 S4（舒张功能异常）。

✓ 右心衰竭的体征：颈静脉怒张（JVD）、肝颈静脉回流、外周水肿、右心室起伏明显、腹水、肝大。

评估

✓ 目标是确定 HF 的病因，评估容量状态并监测治疗反应/副作用。

✓ 病史：气短、劳力性呼吸困难、喘息、端坐呼吸、水肿、乏力、头晕或晕厥先兆、晕厥、心悸。心肌病家族史、CAD。吸烟、饮酒、其他毒素。

✓ 查体：心脏杂音、啰音、颈静脉怒张、下垂部位水肿、腹水、直立性低血压、体重。

✓ 实验室：

■ 所有患者需评估空腹血脂和血糖。

■ 对于初次使用利尿剂和 ACEI/ARB 或上述药物剂量加量时需监测肾功能和电解质。

■ BNP、肌钙蛋白对于门诊 CHF 患者管理意义较小。

✓ 辅助检查：

■ ECG 评估心肌缺血、左室肥厚。

■ 超声心动鉴别收缩性或舒张性心力衰竭。

■ 胸片可评估容量状态。

■ 若怀疑冠心病可行平板运动实验。

✓ 若有 OSAHS 风险则行睡眠呼吸试验，同时排查甲状腺功能、血色病、淀粉样变、结节病等。

✓ 容量评估见下表：

容量评估及治疗方案调整

	暖（灌注良好）	冷（或其他心力衰竭表现如少尿）
干	正常容量，继续目前治疗	低容量：补液、强心、减低后负荷
湿	高容量，增加利尿剂	入院治疗，需要心力衰竭专家会诊

治疗

A. A 期和 B 期 HF（无症状期）

✓ 积极控制危险因素：低盐饮食、高血压、高脂血症、糖尿病、吸烟、饮酒、咖啡因。

✓ ACEI 能延缓心血管高危或左室肥厚患者的 HF 进展。

B. C 期和 D 期 HF（症状期）

✓ ACEI/ARB：降低死亡率。从小剂量开始逐渐增至耐受剂量，监测血钾和 Cr，SBP 目标<130mmHg。禁忌证：Cr>2.5mmol/L，高钾血症和妊娠。育龄妇女慎用。若无法耐受 ACEI 咳嗽的不良反应，则换用 ARB。

✓ β 受体阻滞剂：降低死亡率，延缓 EF 下降心力衰竭患者或冠心病患者的 HF 进展（卡维地络、比索洛尔）。在 ACEI 增至耐受剂量前使用 β 受体阻滞剂，研究表明 β 受体阻滞剂+小剂量 ACEI 优于单用大剂量 ACEI。

✓ 醛固酮拮抗剂（螺内酯、依普利酮）：中重度患者应用。所有患者应使用袢利尿剂，监测血钾。

✓ 硝酸酯类/血管扩张类/肼苯哒嗪：慎用，副作用多。

✓ 地高辛：减轻症状，降低收缩性 HF 患者的入院率。监测血药浓度，CKD 患者慎用。

✓ 利尿剂：常用呋塞米，改善心功能、症状和入院率，不改善死亡率。

✓ ICD 指征：LVEF<30%~35% 的非缺血性心肌病，药物治疗效果不佳的 NYHA Ⅱ~Ⅲ级的 HF 患者或 LVEF<35% 的缺血性心肌病。

✓ 再同步化治疗（双心室起搏）：QRS>120ms 且 LVEF<35%伴有左室扩大、心功能Ⅲ~Ⅳ级的患者，不论是否药物治疗。

患者教育

✓ 慢性 HF 患者由于生活质量下降，抑郁等精神疾患的发病率高，鼓励患者了解疾病、正确面对疾病。

✓ 患者严格低盐饮食，限制饮水量，指导患者根据症状、体重、水肿情况适当调整利尿剂剂量。

✓ 感染是慢性 HF 急性加重的最主要原因之一，指导患者避免感冒，冬春季接种流感疫苗。

转诊时机

✓ 明确转诊：患者具备植入设备指征（ICD、双心室起搏），初始治疗效果不佳，患者意愿。

✓ 考虑转诊：EF<35%有症状患者。合并其他心脏病的患者（心律失常、瓣膜病）。

Bottom line

- 收缩期 HF 和舒张期 HF 症状相似，但治疗大相径庭。
- 绝大多数的 HF 患者常合并有冠心病、高血压、糖尿病或瓣膜疾病。
- ACEI/ARB 和 β 受体阻滞剂能改善心力衰竭患者预后。
- 心功能Ⅲ级以上患者需评估 ICD 或双心室起搏治疗指征及意愿，及时转诊。

推荐阅读

顾东风等. 中国心力衰竭流行病学调查及其患病率，中华心血管病杂志，2003，31（1）：3-6

Hunt et al. ACC/AHA 2005 guildeline update for the diagnosis and management of chronic heart failure in the adult. Circulation, 2005, 112：154-235

（王　亮　黄晓明）

心 房 颤 动

概述

✓ 心房颤动（房颤）是临床最常见的心律失常。我国 30 岁以上人群房颤的患病率为 0.65%，房颤患者中脑卒中的患病率为 12.95%。

✓ 年龄、高血压、甲状腺功能亢进、冠心病和风湿性心脏病为房颤的危险因素。

✓ 抗凝治疗能降低房颤患者脑卒中的发病。

症状与体征

✓ 可有心悸、胸痛、乏力、呼吸困难、晕厥、头痛等主诉，但很多患者没有任何症状。

✓ 体征：短绌脉，心界扩大，第一心音强弱不等。如有卒中等栓塞事件可有相应体征。

房颤的分类

✓ 阵发性房颤：7 天内发作自行终止，通常短于 24 小时。

✓ 持续性房颤：7 天内未能自行终止。

✓ 永久性房颤：房颤持续 1 年以上，且未尝试复律或尝试失败。

✓ 孤立性房颤：在没有心脏结构疾病的患者出现的阵发性、持续性或永久性房颤。可以认为是低危的房颤，因其不存在下文中治疗部分提及的危险因素。

评估

✓ 病史：注意询问上述症状、有无酗酒、其他心脏病史或相关危险因素、既往史（糖尿病、甲状腺疾病等）。

✓ 查体：注意栓塞及甲状腺功能亢进的体征。

✓ 辅助检查：心电图、超声心动图、胸片、TSH 和游离 T_4。

✓ 对于常常并存的冠心病危险因素采取积极的检查和治疗（血脂、空腹血糖、运动平板试验等）。

治疗

A. 心率和心律的控制

✓ 心率控制

■ 心率和心律的控制在死亡率及生活质量方面有同等重要的地位，心律控制组住院时间更长、药物副作用更多。

- 药物选择：β 受体阻滞剂（阿替洛尔、美托洛尔）、钙离子通道拮抗剂（维拉帕米、地尔硫草）是一线用药。地高辛作为二线用药并不能预防劳力性心动过速。
- 目标心率：在 AFFIRM 试验中，目标心率为静息<80 次/分，6 分钟步行<110 次/分，24 小时 Holter 检测平均<100 次/分。
- 对于年轻房颤患者，可能需要运动 ECG（平板运动试验）评估运动时心率控制水平。

✓ 心率无法控制或持续有症状者有指征进行心律控制，但抗心律失常药物对慢性房颤效果不佳。

B. 预防卒中的抗凝治疗

✓ 房颤患者卒中相对风险为非房颤者的 2.4 倍（男性）或 3.0 倍（女性）。

✓ 抗凝对象：现今证实的最佳危险分层工具是 CHARDS 2 评分系统。

对于抗凝危险分层的 CHARDS 2 评分

临床指标	分数
充血性心力衰竭（Congestive heart failure）	1
高血压（Hypertension）	1
年龄≥75（Age）	1
糖尿病（Diabetes）	1
二级预防（TIA、卒中、静脉血栓栓塞病史）（Secondary prevention）	2

✓ 评分 0：低危，类似于孤立性房颤（每年卒中发病率 0.5%），予阿司匹林 300~325mg/d。

✓ 评分 1~2：中危（每年卒中发病率 1.5%~2.5%）

- 如果无 TIA、卒中、静脉血栓栓塞病史，根据个体基础选择阿司匹林或华法林。

- 存在 TIA、卒中、静脉血栓栓塞病史，如无禁忌予华法林治疗。

✓ 评分≥3：高危（每年卒中发病率 5%~7%）：如无禁忌予华法林治疗。

患者教育

✓ 教育患者了解房颤危害，尤其是高危患者。

✓ 指导华法林抗凝患者注意事项（观察出血倾向，定期检测 INR，谨慎使用与华法林有相互作用的药物，如保泰松、布洛芬、西咪替丁、磺胺、红霉素等）。

转诊时机

✓ 足够的心率控制下症状不缓解、无法控制心率、年轻健康患者、初发房颤者转诊至心内科（电生理组）考虑射频消融治疗。

Bottom line

- 目前研究更支持以 β 受体阻滞剂和钙离子拮抗剂为主的心率控制。
- 除低危患者外首选华法林抗凝。华法林治疗能使栓塞的风险降低 50%~60%。
- 不论心率控制还是心律控制都需要同时抗凝治疗。

推荐阅读

Falk RH. Medical progress: atrial fibrillation. N Engl J Med, 2001, 344: 1067-1078

Anderson JL, Halperin JL, Albert NM, et al. Management of patients with atrial fibrillation (compilation of 2006 ACCF/AHA/ESC and 2011 ACCF/AHA/HRS recommendations): a report of the American College of Cardiology/American Heart Association Task Force on practice guidelines. Circulation, 2013, 127 (18): 1916-26

（王　亮　黄晓明）

胃食管反流病

概述

✓ 胃食管反流病（GERD）是指胃内容物反流入食管，引起不适症状和（或）并发症的一种疾病。GERD十分常见，在西欧和北美至少每周1次胃灼热或反流症状的患病率为10%~20%，我国较低，约6%左右。

✓ GERD的发病机制为防御机制削弱和食管酸清除能力下降，如食管下括约肌压力降低、一过性食管下括约肌松弛过度等造成过多的胃内容物（主要是胃酸，也包括胆汁和消化酶）反流入食管，引起食管黏膜损伤。

✓ 很多因素与GERD的发病有关，如年龄、性别、吸烟、体重指数（BMI）增加、过度饮酒、阿司匹林、非甾体抗炎药、抗胆碱能药物、体力劳动、社会因素、身心疾病等。幽门螺杆菌（Hp）感染与GERD的发病无直接关系，所以清除Hp治疗无益于改善GERD症状。

分型：

✓ 糜烂性食管炎（内镜下食管下段为主的黏膜破溃，erosive esophagititis，EE）

✓ 非糜烂性反流病（内镜下阴性，nonerosive reflux disease，NERD）

✓ Barrett食管（食管远端鳞状上皮被柱状上皮所取代，Barrett esophagus，BE）

症状

✓ 典型症状：胃灼热，反酸，症状在弯腰或平躺时加重。

✓ 其他非典型的反流症状：胸痛，慢性咳嗽，声音嘶哑，哮喘，咽炎。

✓ 报警症状：体重下降，消化道出血，贫血，吞咽困难，早饱。

评估

✓ GERD的诊断主要依据症状，症状典型者无需进一步检查，可直接质子泵抑制剂（PPI）经验性治疗（奥美拉唑omeprazol bid×7d）。

✓ 症状不典型、经验治疗效果不佳、存在报警症状者需进一步检查评估。检查手段有：

- **胃食管镜**：评估食管黏膜损伤，确认食管炎，溃疡，Barrett 食管或狭窄。
- **食管钡剂造影**：可用于评估吞咽困难，食管动力和机械性损伤。
- **24 小时食管 pH 监测**：GERD 金标准，用于内镜下阴性、反流症状不典型、常规治疗复发的患者（注意：检查前 3 日停抑酸药，胃肠动力药）。
- **食管下括约肌测压**：诊断动力异常的重要手段。

✓ 鉴别诊断：胸痛：冠心病、主动脉夹层、气胸、胸膜炎等。

✓ GERD 并发症包括：

- 上消化道出血：食管黏膜糜烂或溃疡
- 食管狭窄：吞咽困难
- Barrett 食管：癌前病变，每 2~3 年复查胃食管镜，并取活检。

治疗：

✓ 生活习惯改变：抬高床头，睡前 3 小时不要吃食物，少食多餐，饭后不要立即躺下，减肥，戒烟，避免食用影响食管下端括约肌功能的食物和药物，如肾上腺素能拮抗药、多巴胺、地西泮、CCB、黄体酮、吗啡、脂肪、酒精、咖啡因、巧克力等。

✓ 药物治疗：主要是抑酸药物治疗。

- 质子泵抑制剂（PPI）：推荐使用 PPI，效果要好于 H2 受体阻滞剂（H2RA），但价格较贵。对于糜烂性食管炎（PPI 8~12 周）和 Barrett 食管（终生治疗），要使用 PPI。PPI 的效果是剂量依赖性的。可使用标准剂量或两倍的标准剂量（具体见下表）。
- 促进胃肠动力药作为抑酸药物治疗的辅助用药：西沙必利，莫沙必利
- H2RA（H_2 受体阻滞剂）：长期疗效不佳，仅适用于轻中度患者的初始治疗。

✓ 维持治疗：标准剂量或低剂量的 PPI 控制症状，时间为 6~12 个月。可推荐患者根据自己的情况降低 PPI 至最低

的可控制 80% 症状的剂量或按需治疗，即只在症状出现时服用药物，持续使用至症状缓解。若偶出现胃灼热等反流症状时，可服用抗酸药（如达喜）控制。

表：门诊常见的抑酸药物剂量和不良作用

分类	通用名	商品名	标准剂量	常见不良反应
H2 受体 阻滞剂	西咪替丁	泰胃美	400mg bid	头痛，头晕，乏力，意识模糊，腹泻
	法莫替丁	高舒达	20mg bid	
	雷尼替丁	瑞倍（枸橼酸铋雷尼替丁胶囊）	350 bid	
质子泵 抑制剂	奥美拉唑	洛赛克	20mg qd	头痛，腹泻，便秘，腹痛
	埃索美拉唑	耐信	40mg qd	
	兰索拉唑	达克普隆	30mg qd	
	雷贝拉唑	波利特	20mg qd	

✓ 手术治疗：当患者药物治疗效果不佳或不能耐受 PPI 治疗时，可考虑手术治疗。手术的抗反流效果以及预防 BE 的发生和 PPI 类似，需权衡手术的利弊。相当一部分患者手术治疗后仍需要药物治疗。

Barrett 食管

✓ 长期胃酸刺激，食管与胃交界的齿状线 2cm 以上，鳞状上皮被柱状上皮替代，发生肠化生，食管癌变概率增加 30~124 倍。

✓ 对于危险人群（大于 5 年的 GERD，年龄大于 50 岁）进行胃镜和黏膜活检筛查：若活检病理无肠化生，则不需要重复；若黏膜活检提示肠化生，则终身服用 PPI；黏膜活检提示不典型增生，则每 6~12 个月随诊 1 次胃镜；若黏膜活检出现高级别不典型增生，则应切除整个 Barrett 食管黏膜。

患者教育：

✓ 生活习惯改变，饮食方面：避免吃酸的或刺激性的食物，包括柑橘类，西红柿、洋葱、碳酸饮料、辛辣的食物。避免吃容易引起反流的食物，包括油腻的或油炸的食物、咖啡、茶、含咖啡因的饮料、巧克力、薄荷。

✓ 抑酸药要在饭前 30~45 分钟吃效果最好。

✓ 部分患者症状与心理压力、紧张焦虑有关，鼓励患者进行情绪管理，放松心态，调整好精神心理状态。

Bottom line

- GERD 是一慢性疾病，需要长期治疗，相当部分患者需要终生治疗。
- 生活习惯的改变对于治疗很重要。
- 注意对高危人群进行 Barrett 食管筛查。

推荐阅读

林三仁等. 中国胃食道反流病共识意见. 胃肠病学，2007，12 (4)：233-239

PJ Kahrilas. Gastroesophageal reflux disease. N Engl J Med, 2008, 359：1700-1707

（王　健　黄晓明）

幽门螺杆菌感染

概述

✓ 全球有大约 2/3 的人口感染幽门螺杆菌（Hp），在第三世界国家尤为严重。我国的感染率 40%~90%，现症感染 42%~64%。

✓ 粪-口传播（可能有口-口传播）是主要传播途径。

症状与体征

✓ 大部分患者无症状。HP 感染与消化性溃疡、慢性胃炎、部分肿瘤的发生有密切关系，注意相关疾病的症状。

评估

✓ 病史采集：询问有无腹痛、黑便、呕血、体重下降、消化性溃疡病史。

✓ 查体：常无特殊异常。合并消化性溃疡或慢性胃炎患者可有上腹压痛。

✓ 辅助检查：

- 非侵入性：
  - 血清抗体（敏感性 85%，特异性 79%）：对验前概率高的人群（城市居民、有消化性溃疡病史的人群）最合适。Hp 根除后仍可阳性。
  - 尿素酶呼气试验（urease breath test，UBT，敏感性>95%，特异性>90%）：确认活动性感染，Hp 根除后阴性。
  - 粪抗原检测（敏感性 91%，特异性 94%）确认活动性感染，Hp 根除后阴性。
- 侵入性：依赖胃镜活检，包括胃黏膜快速尿素酶试验、组织染色、Hp 培养等。

是否进行 Hp 感染检测的适应证

明确的适应证	尚有争议
活动的消化性溃疡	无溃疡的消化不良
消化性溃疡病史、此前未接受过抗 Hp 治疗	长期应用 NSAIDs
因消化性溃疡需持续使用 PPI	GERD
胃黏膜相关淋巴组织（MALT）淋巴瘤（低级别）	长期应用 PPI
内镜下切除早期胃癌后	胃恶性病变家族史
原因不明的消化不良	胃恶性病变高危人群

治疗

Hp 根除治疗适应证

必须	支持
消化性溃疡	慢性胃炎伴消化不良
早期胃癌术后	计划长期应用 NSAIDs
胃 MALT 淋巴瘤	胃癌家族史
慢性胃炎伴胃黏膜萎缩、糜烂	不明原因的缺铁性贫血
	特发性血小板减少性紫癜
	Hp 相关胃病（淋巴细胞性胃炎、胃增生性息肉、Menetrier 病）
	个人要求治疗

✓ 三联疗法（首选，7 天）
- 克拉霉素 500mg po bid + 阿莫西林 1g po bid + PPI po bid；
- 青霉素过敏：克拉霉素 500mg po bid + 甲硝唑 400mg po bid + PPI po bid。

✓ 四联疗法（三联失败，7 天）
- 甲硝唑 400mg po bid + 四环素 750mg/1g po bid + 枸橼酸铋 po bid + PPI po bid。

- 其他针对耐药菌的抗生素选择还有：呋喃唑酮 100mg bid、左氧氟沙星 400mg bid。

✓ 对症状持续的消化性溃疡患者，治疗结束至少 4 周后复查以确认 Hp 根除（检测之前保证已停用 PPI 至少 2 周，因为 PPI 对 Hp 有抑制作用）

患者教育

✓ 建议用独立餐具，避免家人感染。

✓ PPI 在早晚饭前服用，抗生素在饭后服用。

✓ Hp 根除治疗结束后教育患者复查以确定疗效，检测前 2 周停用抑酸剂、抗生素。

转诊

✓ 规律治疗失败、怀疑有消化性溃疡或恶性变时应当请专科（消化内科、普通外科等）会诊。

Bottom line
- 幽门螺杆菌是一种感染胃和十二指肠黏膜的革兰阴性杆菌。
- 幽门螺杆菌与消化性溃疡的发生有明确关系，还可能导致某些肿瘤的风险增高。

推荐阅读

中华医学会消化病学分会，幽门螺杆菌学组/幽门螺杆菌科研协作组，第三次全国 Hp 感染若干问题共识报告. 胃肠病学，2008，13（1）：42-46

Harris A, et al. ABC of the upper gastrointestinal tract. Management of Helicobacter pylori infection. BMJ, 2001, 323（7320）：1047-1050

Lassen AT, Peterson FM, et al. H. pylori test and eradicate vs. prompt endoscopy for management of dyspeptic patients：a randomized trial. Lancet, 2000, 356：455-460

（朱　翀　黄晓明）

消化不良（功能性）

概述

- 消化不良是最常见的胃肠道主诉之一，鉴别诊断范围很广，主要分为器质性和功能性两大类。

- 根据罗马Ⅲ诊断标准，功能性消化不良（FD）是指餐后出现饱胀不适、早饱感、上腹痛、腹上区烧灼感（四种症状至少出现一种），没有可以解释上述症状的器质性疾病的证据。

- 对符合 FD 的时间规定是诊断前存在症状至少 6 个月，并且近 3 个月有症状。

评估

评估主要有两个目的：

A. 鉴别诊断（尤其注意鉴别器质性疾病和功能性疾病）：

- 消化性溃疡：中上腹痛，进食或服用抑酸药可缓解，黑便，溃疡病史，服用 NSAIDs 药物，Hp 阳性。

- GERD：胃灼热，反酸，饱餐或卧位加重，慢性咳嗽，声嘶。

- 胃轻瘫：糖尿病史，早饱，腹胀，恶心。

- 胆道疾病：右上腹痛，脂肪餐后症状加重，黄疸，发热，尿色加深，大便发白。

- 肠易激综合征（IBS）：腹部绞痛，便后缓解，腹胀，腹泻便秘交替。

- 药物：NSAIDs，抗生素，铁剂，二甲双胍、阿卡波糖类降糖药物等。

B. 识别报警信号：

- 体重减轻，贫血，黑便，持续呕吐，黄疸，胃肠道肿瘤家族史，既往胃肠道手术史。

- 查体：注意生命体征，腹部压痛与反跳痛，Murphy 征，肠鸣音，腹部包块，肛门指诊。

- 实验室：根据临床选择检查。血常规，肝功能，淀粉酶，电解质（尤其是呕吐和腹泻患者），大便潜血。

- 是否行 Hp 检测参见 Hp 感染章节。

- 有提示消化道肿瘤患者（家族史，体重减轻，贫血，黑便，年龄>55 岁等）转诊至消化专科行内镜检查。

治疗

✓ 有器质性疾病者针对原发病治疗。

✓ Hp 检测阳性者根除 Hp 治疗，具体参见 Hp 感染章节。

✓ 不除外溃疡或 GERD 者可予 PPI 治疗 4~8 周。

✓ 有抑郁及焦虑状态的患者进行心理行为治疗，严重的患者需辅助抗抑郁或抗焦虑药物治疗。

患者教育

✓ 饮食规律，症状严重者建议少量多餐。

✓ 戒酒，避免高脂肪餐，避免刺激性食物及产气食物如辣椒、咖啡、碳酸饮料等。

✓ 避免曾经引起症状加重的食物。

✓ 对于诊断 FD 的患者让患者了解 FD 是一个预后良好的疾病，解除患者顾虑。让患者了解心理因素常常和 FD 的发生有关，对于有焦虑及抑郁倾向的患者，建议及引导患者向心理专科医生求助，行相关评估及治疗。

转诊

✓ 有报警信号的患者转诊消化专科门诊，必要时行内镜检查。

✓ 有明显焦虑抑郁倾向的患者转诊心理专科门诊，行心理评估及治疗。

Bottom line

● 消化不良是门诊最为常见的症状之一，与许多疾病相关，其中最常见的是功能性消化不良。

● 小于 55 岁且没有报警症状的患者预后良好，PPI 是最常使用的治疗药物。

推荐阅读

Talley NJ, Vakil N. Practice Parameters Committee of the American College of Gastroenterology. Guidelines for the management of dyspepsia. Am J Gastroenterol, 2005, 100: 2324

Longstreth GF. Functional dyspepsia-managing the conundrum. N Engl J Med, 2006, 354: 791

（黄晓明）

肠易激综合征

概述

✓ 肠易激综合征（IBS）是一种以腹痛、腹胀以及大便习惯改变的慢性功能性疾病。

✓ 根据罗马Ⅲ诊断标准，IBS 可分为以腹泻为主的 IBS（IBS-D），以便秘为主的 IBS（IBS-C），大便形状交替为主的 IBS（IBS-A）。

✓ 女性更常见，大部分病人 35 岁以前起病。西方患病率高达 10%~20%，中国尚无很好的流行病学资料。

症状与体征：

✓ 慢性反复性腹部不适、腹胀或腹部绞痛，便不尽感。症状在便后缓解。

✓ 腹泻和便秘交替，腹泻一般 3~5 次/天，多有黏液。

✓ 有时伴有某些精神症状，如有失眠、焦虑、抑郁、头晕、头痛等。

诊断

✓ 肠易激综合征的罗马Ⅲ诊断标准：

■ 符合以下症状至少 3 个月，诊断前症状持续必须超过 6 个月。

■ 反复腹痛或腹部不适，并有以下两个或两个以上症状：

◆ 便后缓解；

◆ 临床症状和大便频次有关；

◆ 临床症状和大便性状有关。

✓ 排除器质性病。

鉴别诊断：

✓ 炎症性肠病，感染性腹泻，胰腺功能不全，乳糖不耐受，慢性结肠炎。

评估：

✓ 病史：症状持续时间和频次，大便性状（血性、黏液），找出可能的激惹原因（如食物、压力应激等）

✓ 体格检查：可见腹部膨隆，全腹或局部压痛。

✓ 实验室检查：根据临床排除其他引起腹泻或便秘的病因。

✓ 年龄<50 岁，没有报警症状者，行血常规、肝肾功能、大便培养可排除大部分器质性疾病。

✓ 当患者年龄>50 岁，有报警症状的则应该做消化道内镜检查，以排除其他引起症状的病因。

治疗：

✓ 饮食习惯改变：避免已知的刺激因素（果糖、乳糖、脂肪），逐渐增加或减少纤维摄入（根据大便情况调整）。

✓ 根据症状对症处理：

■ 腹痛：按需使用抗胆碱类胃肠解痉药，如阿托品、溴丙胺太林（普鲁本辛）等。特异性肠道平滑肌钙离子通道拮抗剂如匹维溴铵对腹痛也有一定效果。

■ 腹泻：饮食减少纤维摄入。按需使用止泻药，如轻症者可选用双八面体蒙脱石散，严重者可用盐酸洛哌丁胺，注意便秘、腹胀等不良反应。

■ 便秘：饮食调节增加膳食纤维摄入或使用温和的轻泻药，如聚乙二醇、乳果糖或山梨醇等。肠道动力感觉调节药（5-羟色胺受体部分激动剂）如替加色罗，适用于便秘型 IBS。

✓ 肠道益生菌对部分患者有效。

✓ 抗抑郁药物适用于有较明显精神症状者。

✓ 症状严重经一般治疗和药物治疗无效者应考虑予心理行为治疗，如心理治疗、认知治疗、催眠疗法、生物反馈等。

✓ 中医中药治疗。

患者教育：

✓ 告诉患者 IBS 是一预后良好的良性疾病，解除患者的顾虑，提高对治疗的信心。

✓ 了解患者求医的深层原因（如恐癌心理），进行有针对性的解释，力求发现诱发因素并设法去除。

✓ 提供调整膳食和生活方式的指导建议。

■ 避免过度饮食，合理安排一日三餐。

■ 戒酒，酒精可造成肠道运动及消化吸收功能障碍，加重腹胀、腹痛及腹泻症状。

■ 避免饮用咖啡、浓茶等刺激性饮料。

- 饮食以清淡、易消化、少油腻为基本原则。限制脂肪尤其是动物脂肪的摄入。
- 少吃产气食物，如碳酸饮料、豆类、薯类、甘蓝、苹果和葡萄等。

转诊

✓ 存在报警症状者转诊至消化专科门诊行内镜检查。

✓ 焦虑抑郁等症状明显者建议患者就诊心理专科门诊行对应评估与治疗。

Bottom line
- IBS 为排除性诊断，首先需排除器质性疾病。
- 治疗为个性化综合治疗，包括饮食、药物、心理行为治疗等。

推荐阅读

中华医学会消化病学分会. 肠易激综合征诊治共识意见，中华消化杂志，2003，23（7）：427

American College of Gastroenterology Task Force on Irritable Bowel Syndrome, Brandt LJ, Chey WD, et al. An evidence-based position statement on the management of irritable bowel syndrome. Am J Gastroenterol, 2009, 104 (Suppl 1)：1

Fass R, et al. Evidence- and consensus-based practice guidelines for the diagnosis of irritable bowel syndrome. Arch Intern Med, 2001, 161：2081-2088

（王　健　黄晓明）

消化性溃疡

概述

✓ 80%的消化性溃疡是十二指肠溃疡，20%的是胃溃疡。

✓ 与幽门螺旋杆菌的关系：85%的胃溃疡 Hp（+），75%的十二指肠溃疡 Hp（+）

✓ 其他危险因素：吸烟、NSAIDs 药物、酒精、Zollinger-El-lison 综合征。

症状与体征

✓ 症状：慢性病程，上腹痛不适或疼痛周期性发作，早晨或空腹时疼痛较重，典型的溃疡在进食或服用抑酸剂后缓解，季节性强，多发于秋冬、冬春之交。但临床症状对诊断消化性溃疡既不敏感也不特异，也不能区分胃溃疡和十二指肠溃疡。

✓ 危险症状：恶心、呕吐、腹胀、消瘦、黑便，应尽早进行评估。

✓ 体征：上腹轻度的压痛，通常没有明显的体征。

评估

✓ 胃镜：90%~95%的敏感性。良性溃疡的表现：溃疡呈圆形、椭圆形，边缘光滑，有时周围皱襞向中央集中。如果有胃溃疡，则要行活检除外癌。3%~5%的胃镜下良性溃疡是癌变。十二指肠溃疡一般不癌变，除需活检行 Hp 检测外，不需要行组织病理检查。

✓ 上消化道钡剂造影：75%的敏感性。溃疡的直接征象是龛影（轮廓之外），间接征象是胃黏膜集中、胃大弯的痉挛切迹、小弯缩短、胃角成角畸形，十二指肠球部激惹、形态异常、流出道梗阻。如果钡餐发现有胃溃疡，则需要再行胃镜检查。

鉴别诊断

✓ 功能性消化不良和慢性胃炎：胃镜鉴别。

✓ 胃癌：胃镜和活检。

✓ 胆石症、慢性胆囊炎：B 超或 ERCP。

✓ 胃泌素瘤：难治性溃疡，溃疡部位不典型（十二指肠球部以下），胃酸和胃泌素分泌增多。

并发症：

✓ 上消化道出血：最常见的临床表现是黑便。

✓ 穿孔：胃溃疡最常见于胃小弯，十二指肠溃疡最常见于前壁。

✓ 幽门梗阻：主要十二指肠溃疡和幽门管溃疡导致。

✓ 癌变：慢性胃溃疡可能癌变，十二指肠溃疡不会癌变。

治疗：

✓ 生活习惯改变：避免吸烟、饮酒、浓茶、浓咖啡、NSAIDs 药物（必须使用者加用黏膜保护剂和 PPI）。

✓ 若 Hp（+）：多药联合抗 Hp 治疗（三联或四联，具体请见"Hp 感染"章节）。

✓ 若 Hp（−）：建议再重复查 1 次 Hp。PPI 抑酸治疗：十二指肠溃疡 4~6 周，胃溃疡 6~8 周。同时寻找有无其他诱因。

✓ 经以上治疗后，若症状消失，则无须重复内镜检查。若症状持续，则重复内镜检查评估有无持续 Hp 感染。

✓ 对于溃疡复发的高危人群（有并发症的溃疡，难治性溃疡，巨大溃疡或严重的纤维性溃疡）和 Hp 阴性的人群，应该维持治疗，可选用 H_2 受体阻滞剂和低剂量的 PPI，维持治疗多长时间尚不清楚，建议维持两年。

✓ 手术治疗的指征：器质性幽门狭窄、穿孔、癌变、内科无法控制的出血、难治性溃疡。

患者教育：

✓ 饮食习惯：注意饮食规律，避免暴饮暴食或饮食不规律。调整情绪，患者心理压力。

✓ 鼓励患者进行情绪管理，放松心态，调整好精神心理状态。

✓ 若溃疡治疗无效，因考虑行胃镜检查明确是否有幽门螺旋杆菌感染。

转诊

✓ 出现消化道出血、消化道穿孔、幽门梗阻等严重并发症时需转至急诊处理。

✓ 常规抑酸治疗效果不佳的患者转至消化科专科门诊处理。

Bottom line

- 症状和体征无法诊断和排除消化性溃疡，有不典型消化不良症状也要想到消化性溃疡的诊断。
- Hp 感染与消化性溃疡密切相关，溃疡患者应检测 Hp。

推荐阅读

Harris A, et al. ABC of the upper gastrointestinal tract. Management of Helicobacter pylori infection. BMJ, 2001, 323 (7320): 1047-1050

（王　健　黄晓明）

肝功能异常

肝功能指标

✓ 合成功能：
- 凝血酶原时间（PT）：除Ⅷ因子之外的全部凝血因子均在肝脏合成，半衰期短（2天）。
- 血清白蛋白（ALB）：肝脏是唯一合成 ALB 的场所，是"真正的"肝功能；半衰期长（15~20天），排除摄入不足和消耗/丢失增多的情况下，ALB 降低反映了肝脏合成能力的下降。
- 前白蛋白（PA）：半衰期短（3~4天）早期反映肝脏合成能力下降。

✓ 代谢功能：
- 丙氨酸转氨酶（ALT）：存在于肝细胞的细胞质中；反映肝细胞的损伤，特别是急性肝炎时。
- 天门冬氨酸转氨酶（AST）：主要存在于肝细胞的线粒体中；同时还分布于骨骼肌和心肌中。

✓ 分泌功能：
- 碱性磷酸酶（ALP）：主要存在于肝细胞和小胆管，胆道系统以及肝窦细胞，反映淤胆的指标。
- γ-谷氨酰转肽酶（GGT）：同样也是淤胆指标，比 ALP 更加敏感和特异。
- 总胆红素/直接胆红素（TBil/DBil）：见黄疸章节。

✓ 解毒功能：
- 血氨：肝性脑病患者中血氨水平不一定升高；突发或不明原因的意识障碍时查血氨水平最有价值。

肝功能异常分类

✓ 肝细胞损伤：ALT、AST 显著升高，胆红素和 ALP 轻度升高或正常。

✓ 胆汁淤积：TBil/DBil、ALP、GGT 升高为主，伴有或不伴有 AST/ALT 升高。

✓ 胆道梗阻：TBIL 升高，ALP 升高（具体见黄疸章节）。

✓ 浸润性肝病：ALP 明显升高，与胆红素升高不平行。

✓ 肝脏合成功能下降：ALB 下降，PT 延长。

症状与体征

✓ 根据病因及肝功能损伤程度不同，可出现不同的症状与体征。

✓ 肝细胞损伤为主的患者可无症状或有乏力、食欲不振、厌油、肝区不适等不特异症状。

✓ 胆道梗阻和胆汁淤积主要表现为黄疸。

✓ 晚期出现肝功能失代偿肝硬化表现。

✓ 体征：黄疸、肝大、肝区压痛、肝掌、蜘蛛痣等。

评估

✓ 病史和体格检查：既往史、药物/酒精/毒物史、暴露史、其他肝病的危险因素。

✓ 对于近期出现的肝功能异常尤其注意询问 1 个月内的用药史，特别是中药、抗生素、感冒药等。

✓ 单个指标异常，注意明确是否为肝脏来源（若同时有两种或以上的指标异常，非肝脏来源的可能性不大）。

指标	非肝脏来源
胆红素	红细胞（如：溶血、腹腔内出血、血肿）
AST	骨骼肌、心肌
LDH	心脏、红细胞
ALP	骨骼、早孕期胎盘、肾脏、小肠

✓ ALT、AST 升高为主：

- 病毒性肝炎：筛查病毒学指标（HAV、HBV、HCV、HDV、HEV、CMV、EBV 等）。

- 药物和中毒（如对乙酰氨基酚、药物、毒物）：病史和毒物筛查。

- 酒精和非酒精性脂肪性肝病：饮酒史、BMI、血脂、血糖水平。

- 自身免疫性肝病：自身免疫性肝病抗体谱（ANA、SMA、AMA-M2）。

- 血管性（如缺血、淤血、布加综合征）：门脉超声、UCG。

- 遗传（Wilson 病）：眼科 K-F 环、血清铜蓝蛋白水平等。
- 诊断不清可考虑肝活检。

✓ ALP、GGT 升高为主：

- 胆道梗阻：腹部 BUS，若存在占位、胆管扩张或梗阻行 MRCP 或 ERCP。
- 药物：如磺胺、阿莫西林/克拉维酸、口服避孕药、红霉素、雌激素、环孢素 A 等。
- 原发性胆汁性肝硬化：AMA，必要时肝穿刺活检。
- 侵袭性病变，如结核、结节病、真菌感染、淋巴瘤、肿瘤转移等，常常需要肝活检证实。
- 单纯 ALP 升高：考虑骨骼生长或受伤，或原发性胆管硬化；妊娠晚期 ALP 可升高。
- 酗酒早期可出现 GGT 升高。

✓ 胆红素升高：见黄疸章节。

治疗

✓ 针对病因治疗。

✓ 如考虑药物性肝损，停药。

✓ 临床常用保肝药物：

- 维生素类：维生素 C，复合维生素 B。
- 必需磷脂类：易善复。
- 解毒类：谷胱甘肽、硫普罗宁。
- 抗炎类：糖皮质激素、美能、甘利欣。
- 利胆类：腺苷蛋氨酸、熊去氧胆酸。
- 中药。

患者教育

✓ 戒酒，脂肪肝者控制体重。

✓ 慎用药物，禁用明确肝损药物。

✓ 定期随诊，评价肝功能。

转诊

✓ 有肝活检指征者转消化科门诊。

✓ 迅速出现的肝功能恶化，需住院治疗。

✓ 慢性乙肝患者，参考慢性乙型肝炎部分，或转诊至感染内科门诊。

Bottom line

- 广义的肝功能包括：合成功能、代谢功能、分泌功能以及解毒功能。
- 门诊最常见的新出现的肝功能损伤为药物性肝损。
- 慢性肝功能损伤最常见原因是慢性病毒性肝炎。

推荐阅读

Sabatine MS. Pocket Medicine, 4th edition, LWW, 2010

Pratt D, Kaplan M. Evaluation of abnormal liver-enzyme results in asymptomatic patients. N Engl J Med, 2000, 342: 1266-1271

（张冰清　黄晓明）

肝 硬 化

概述

✓ 肝硬化是指肝脏病变晚期，形态上为弥漫性肝纤维化伴异常结节形成，肝功能逐渐失代偿，并出现门脉高压等并发症。

• 我国肝硬化最主要的病因为慢性乙肝，其他病因包括酒精性肝病、自身免疫性肝病、慢性心力衰竭、脂肪肝、肝癌、血吸虫、肝豆状核变性等。

症状与体征

✓ 症状与体征决定于患者肝功能及并发症情况。代偿性肝硬化患者可以没有任何临床表现或只有乏力等非特异性症状。

✓ 失代偿性肝硬化可出现腹胀、乏力、黄疸、食欲不振、消化道出血、神志改变等症状。

✓ 体征：肝掌、蜘蛛痣、黄疸、男性乳房发育、腹水征、脾大、下肢水肿等。

评估

A. 患者有无肝硬化？（根据临床资料综合分析）

✓ 症状与体征。

✓ 实验室检查：血常规、大便 OB、肝功能（转氨酶、胆红素、血白蛋白）、肾功能、凝血功能（PT、INR）等。

✓ 影像学：B 超或 CT：肝脏表面不光滑，肝脏缩小或增大，门静脉增宽，脾大，腹水。

✓ 胃镜或食管钡餐造影：食管胃底静脉曲张。

✓ 诊断困难患者可行肝穿刺组织病理检查，此为肝硬化诊断金标准。

B. 患者肝硬化的病因？

✓ 病史：慢性肝炎/肝病病史，饮酒史，用药史，家族史。

✓ 针对原发病检查：血清病毒性标志物（乙肝、丙肝）、肝功能指标（AST/ALT 比值，GGT，球蛋白水平）、免疫指标（ANA，AMA 等自身抗体）、血清铜蓝蛋白水平、角膜 K-F 环、心脏超声等。

✓ 有部分肝硬化找不出明确病因。

C. 肝硬化或慢性肝炎/肝病炎症活动情况？

✓ 根据临床表现、病毒载量、ALT 等肝酶指标判断，必要时需行肝穿组织病理明确。

D. 有哪些并发症？

✓ 食管胃底静脉曲张。

✓ 腹水/自发性腹膜炎：初发腹水患者或怀疑自发性腹膜炎患者需行腹水检查（常规、SAAG、腹水培养，血性腹水警惕肿瘤）。

✓ 肝性脑病。

✓ 肝癌。

✓ 肝肾综合征。

✓ 门静脉血栓形成：门静脉超声。

E. 肝功能储备情况？预后如何？

✓ Child-Pugh 分级：

分数	1	2	3
肝性脑病分级	无	1~2 度	3~4 度
胆红素（mg/dl）	<2	2~3	>3
腹水	无	轻-中度	重度/顽固性
血清 ALB（mg/dl）	>3.5	2.8~3.5	<2.8
PT 延长秒数	1~4	4~6	>6
PBC 时胆红素水平（mg/dl）	<4	4~10	>10

总分	分级	1~2 年生存率
5~6	A	85%~100%
7~9	B	60%~80%
10~15	C	35%~45%

治疗：

✓ 去处致病因素，如戒酒、治疗慢性乙/丙型肝炎、治疗原发性胆汁性肝硬化、治疗血吸虫等。

- ✓ 一般治疗：休息，饮食（保证热量、蛋白及维生素摄入，腹水患者低钠）等。
- ✓ 抗纤维化治疗：中医中药。
- ✓ 食管胃底静脉曲张降低消化道出血风险：
  - 内镜治疗：套扎，硬化剂治疗。
  - 外科手术：切脾分流手术。
  - TIPS。
  - β受体阻滞剂降低门脉压力。
- ✓ 肝硬化腹水的处理：
  - 限钠<2g/d。
  - 严重低钠血症（Na<120）患者限水。
  - 利尿：螺内酯100mg/d+呋塞米40mg/d（螺内酯：呋塞米为5∶2），根据尿量和体重逐渐加量，体重下降0.5kg/d为宜。过度利尿易发生肝肾综合征。
  - 维持水电解质平衡。
  - 顽固性腹水或怀疑自发性腹膜炎患者收入院处理。
- ✓ 肝性脑病处理：
  - 轻度肝性脑病可门诊处理：去除诱因，通便（口服乳果糖15~30ml 2~3次/日，每天3~5次大便）。
  - 中重度肝性脑病收入院处理。
- ✓ 其他严重并发症，如消化道出血、肝肾综合征等收入院治疗。

患者教育

- ✓ 教育患者严格戒酒，慎用肝损药物。
- ✓ 有胃底食管静脉曲张患者进软食，禁食带刺鱼等易引起曲张静脉破裂出血的食物。
- ✓ 有腹水患者饮食低钠，每日监测体重和尿量，体重不宜下降过快。
- ✓ 保持大便通畅。

转诊

- ✓ 诊断未明确患者需转消化专科行胃镜、肝穿等检查。
- ✓ 慢性病毒性肝炎患者转传染科评估有无抗病毒指征。
- ✓ 出现消化道出血、肝性脑病、自发性腹膜炎、顽固性腹水、肝肾综合征等严重并发症患者转急诊或收入院治疗。

✓ 明显食管胃底静脉曲张患者转外科评估切脾分流手术指征或转消化内科行内镜治疗降低消化道出血风险。

✓ 终末期患者与外科协同评估肝移植指征。

Bottom line
- 我国肝硬化最常见的病因为病毒性肝炎。
- 肝硬化的治疗以对症及处理并发症为主。

推荐阅读

Sabatine MS. Pocket medicine，4th edition. LWW，2010

Longo D，et al. Harrison's manual of medicine，18th edition. Mc Graw-Hill Professional，2012

（黄晓明）

支气管哮喘

概述

✓ 支气管哮喘（哮喘）是门诊常见的慢性呼吸道疾病。是一种由多种细胞及炎症因子参与的表现为气道高反应性的慢性炎症性疾病。

✓ 我国哮喘的患病率约为 1%，低于西方发达国家，但有逐年增长的趋势。

症状体征

✓ 发作性喘息、呼吸困难、咳嗽、胸闷等。症状可自行缓解。

✓ 不典型患者可表现为慢性咳嗽。

✓ 发作时双肺可闻及散在或弥漫性以呼气相为主的哮鸣音，呼气相延长。缓解期查体无异常发现。晚期患者可出现肺气肿体征。

鉴别诊断

✓ 哮喘的诊断主要依靠临床症状与体征，但很多疾病可出现哮喘样症状，注意与 COPD、弥漫性肺实质性疾病（DPLD）、慢性心力衰竭、支气管扩张、肺动脉高压、肺癌、呼吸睡眠暂停综合征等鉴别。

评估

评估的目的为了解哮喘严重程度（分级见下表）和控制情况，指导治疗。

✓ 病史：哮喘的发作情况、发作频率、夜间发作情况、对支气管扩张剂的治疗反应、入院或急诊治疗频率、药物使用情况等。

✓ 查体：呼吸频率，肺部查体（肺气肿体征、肺部啰音等），心脏查体，下肢水肿。

✓ 肺功能

■ 支气管舒张试验或激发试验：表现不典型时需行相关肺功能检查明确诊断。

■ FEV1 和峰流速（PEF）监测：用于病情严重程度分级，也可用于患者家庭监测。

哮喘病情严重程度分级（治疗前）及治疗

	间歇状态	轻度持续	中度持续	重度持续
症状发作频率	<2天/周	>2天/周	每天	持续存在
夜间哮喘症状	≤2次/月	3~4次/月	>1次/周	几乎每晚
需要使用短效β受体激动剂	≤2天/周	>2天/周，不超过1次/天	每天	每天多次
影响日常活动	不影响	轻度受限	中度受限	严重受限
肺功能	FEV1正常，PEF或FEV1变异率<20%	FEV1≥80%，PEF或FEV1变异率20%~30%	60%<FEV1<80%，PEF或FEV1变异率>30%	FEV1<60%，PEF或FEV1变异率>30%
治疗				
缓解药物	按需使用短效β受体激动剂			
控制药物	低剂量ICS或白三烯调节剂	低或中等剂量ICS+LABA，可加用白三烯调节剂		高剂量ICS+LABA或口服小剂量糖皮质激素，可加用白三烯调节剂

治疗

- ✓ 患者教育，包括吸入装置的使用、急性发作的处理、PEF监测、规律随诊等。
- ✓ 避免诱发因素，如过敏源、某些药物（β受体阻滞剂、阿司匹林等）、冷空气、运动等。
- ✓ 分级治疗管理，制定个性化治疗方案（参见上表）。
- ✓ 治疗药物，分为缓解药物及控制药物两大类。
  - ■ 缓解药物：按需使用，快速缓解症状。主要为吸入短效β受体激动剂、抗胆碱能药物等。

- 控制药物：长期规律使用，临床控制症状，减少发作。
  - 吸入糖皮质激素（ICS）：用于分级轻度持续以上患者。
  - 白三烯调节剂：尤其适用于阿司匹林哮喘、运动型哮喘等。
  - 吸入长效 β 受体激动剂（LABA）：与 ICS 联合应用，适用于中度持续以上患者。
  - 口服糖皮质激素：用于重度持续 ICS 控制效果不佳的患者。
  - 其他：缓释茶碱、色甘酸钠等。

✓ 随诊 1~3 个月，控制良好者降级治疗。
✓ 定期流感疫苗接种。
✓ 轻中度急性发作患者加大短效 β 受体激动剂的用量，中重度急性发作患者急诊处理。

患者教育

✓ 告诉患者目前哮喘尚不能根治，治疗目的为控制症状，减少急性发作。
✓ 避免触发、诱发因素的方法，如不养猫狗等宠物、保持室内清洁、严重空气污染时避免外出等。
✓ 吸入装置的正确使用方法。
✓ 持续发作患者规律使用控制药物很重要，纠正只治疗急性发作的误区。
✓ 急性发作的识别与处理，自我处理效果不佳应及时就诊。

转诊时机

✓ 中重度急性发作患者转诊急诊处理。
✓ 过敏性哮喘可转诊变态反应科明确过敏源，试用脱敏治疗。
✓ 常规治疗效果不佳仍有反复发作者转诊呼吸专科处理。

> **Bottom line**
> - 哮喘的诊断主要依靠临床，肺功能检查用于不典型哮喘的诊断及分级管理。
> - 哮喘患者的教育管理是实现哮喘控制的重要因素。

推荐阅读

中华医学会呼吸病学分会哮喘学组. 支气管哮喘防治指南. 中华结核和呼吸杂志, 2008, 31 (3): 177-185

National Asthma Education and Prevention Program: Expert panel report 2: guidelines for diagnosis and management of asthma. Bethesda, MD, May 1997. National Institutes of Health. NIH Publication No. 97-4051A.

（黄晓明）

慢性阻塞性肺疾病

概述

✓ 慢性阻塞性肺疾病（COPD）是一种可防可治的慢性疾病，以进行性发展不完全可逆的气流受限为特征。

✓ COPD 目前居全球死亡原因的第四位。我国 40 岁以上人群 COPD 的患病率约为 8.2%。

✓ COPD 的危险因素包括吸烟、环境污染、职业粉尘接触、感染、遗传因素等。

症状

✓ 主要症状为呼吸困难（与活动相关）、慢性咳嗽、咳痰。早期患者可无临床症状。

✓ 急性加重时可出现喘息、咳嗽加重、脓痰、痰量增多、发热等。

✓ 晚期重度患者出现相应并发症的症状，如呼吸衰竭、右心衰竭、体重下降等。

诊断与鉴别诊断

✓ COPD 的诊断应根据临床表现、危险因素接触史、体征及实验室检查等，综合分析。肺功能检查为诊断的金标准。

✓ 鉴别诊断：支气管哮喘、支气管扩张症、肺结核纤维化病变、肺囊性纤维化、弥漫性泛细支气管炎、闭塞性细支气管炎等。

评估

✓ 病史：主要症状，尤其是呼吸困难。吸烟史。职业生活环境。家族史。

✓ 体格检查：呼吸浅快，口唇发绀，心肺部查体（桶状胸、叩诊过清音、呼气相延长、肺部哮鸣音、心界不易叩出、P2 亢进等），下肢水肿。

✓ 肺功能检查：对所有疑似 COPD 的患者均应进行肺功能检查，肺功能检查是诊断 COPD 的金标准，也是 COPD 疾病严重分级的标准。

✓ 支气管舒张剂可逆试验：非必需检查，与哮喘鉴别。

✓ 胸部影像学检查：非必需检查，与支气管扩张、弥漫性肺实质病变等肺部疾病鉴别。

✓ 动脉血气：晚期患者血气对判断是否存在呼吸衰竭很重要。

✓ 所有患者根据肺功能进行 COPD 病情严重程度分级（具体见下表）。

COPD 病情严重程度分级与治疗

分级	Ⅰ极（轻度）	Ⅱ级（中度）	Ⅲ级（重度）	Ⅳ级（极重度）
特征	FEV$_1$/FVC <70% FEV$_1 \geqslant$80%	FEV$_1$/FVC <70% 50% ≤ FEV$_1$ < 80%	FEV$_1$/FVC <70% 30% ≤ FEV$_1$ <50%	FEV$_1$/FVC <70% FEV$_1$ < 30% 或 FEV$_1$% <50%合并慢性呼吸衰竭
治疗	避免危险因素；接种流感疫苗───────────────────→ 按需使用短效支气管舒张剂───────────────────→		规律应用一种或多种长效支气管舒张剂（需要时） 康复治疗 反复急性发作，可吸入糖皮质激素	如有慢性呼吸衰竭，长期氧疗，可考虑外科治疗

治疗

A. 稳定期

✓ 治疗目标为缓解症状，减少急性加重，改善生活质量。

✓ 根据患者病情严重程度制定综合治疗方案（具体见上表）。

✓ 患者教育和管理很重要，如教育与督促患者戒烟、学会腹式呼吸及缩唇等呼吸锻炼方式、避免接触粉尘、有害气体等、注意营养支持、适当锻炼回归社会、定期随诊等。

- ✓ 药物治疗：
  - 支气管扩张剂是最主要的治疗药物，主要的支气管舒张剂有 β_2 激动剂、抗胆碱药及甲基黄嘌呤类等，首选吸入制剂。
  - 糖皮质激素：长期规律的吸入糖皮质激素较适用于 III 级以上并且有临床症状以及反复加重的 COPD 患者。
  - 祛痰药、中医中药等辅助治疗。
  - 疫苗接种：每年注射流感疫苗，每 5 年注射肺炎球菌疫苗。
- ✓ 氧疗：对于有 IV 级慢性呼吸衰竭患者建议有条件者长期家庭氧疗。
- ✓ 康复治疗：包括呼吸锻炼和全身肌肉锻炼，对于 II 级以上患者改善生活质量。
- ✓ 心理支持：抑郁等心理疾病在 COPD 患者高发，所有患者尤其是重症患者应注意心理支持。

B. 急性加重期

- ✓ 急性加重严重性评估，对于高龄、严重呼吸困难、神志障碍、有严重伴随疾病、初治效果不佳、高热等患者急诊处理。
- ✓ 确定急性加重原因：呼吸道感染是常见原因，但约 1/3 病例加重的原因尚难以确定。
- ✓ 门诊治疗：急性加重早期，病情较轻的患者可以在门诊治疗，但需注意病情变化。
  - 增加以往所用支气管舒张剂的量及频度。
  - 全身使用糖皮质激素，如泼尼松 40mg/d，5~7 天。
  - 有感染表现者给予抗生素治疗。

患者教育

- ✓ 教育患者 COPD 是一可防可治的慢性呼吸道疾病，早期规律治疗能控制症状，改善生活质量，消除患者顾虑。
- ✓ COPD 的治疗为综合治疗，药物只是其中一部分，戒烟、功能锻炼、营养支持、家庭氧疗同样是重要的治疗措施。尤其是戒烟。

✓ 鼓励患者进行力所能及的功能锻炼，鼓励参加病友会等组织，避免因脱离社会发生抑郁等心理障碍。

转诊时机

✓ 急性加重危重患者转急诊处理。

✓ 治疗效果不佳或出现右心衰、呼吸衰竭等并发症者转呼吸专科处理。

Bottom line
- 肺功能是诊断 COPD 的金标准。
- COPD 的治疗为包括教育、营养、药物、康复、氧疗等方面的综合治疗。

推荐阅读

中华医学会呼吸病学分会慢性阻塞性肺疾病学组，慢性阻塞性肺疾病诊治指南（2007 年修订版），中华结核和呼吸杂志，2007，30（1）：8-17

Barnes PJ. Chronic obstructive pulmonary disease. N Engl J Med, 2000, 343：269-280

American Thoracic Society. Standards for the diagnosis and care of patients with chronic obstructive pulmonary disease. Am J Respir Crit Care Med, 1995, 152：77-121

（黄晓明）

肺内孤立结节

概述：

✓ 肺内结节：孤立的、边界清楚的结节，直径不超过 3cm；完全由肺组织包绕，不接触肺门或纵隔，无支气管扩张或胸腔积液。

✓ 肺内占位：直径超过 3cm 的结节，常常为恶性。

✓ 评估重点在于鉴别良恶性，评估基础是危险因素与影像学表现。

病因：

✓ 恶性肿瘤：

- 支气管肺癌：腺癌（包括支气管肺泡癌）、鳞癌、大细胞肺癌、小细胞肺癌。

- 转移癌：乳腺癌、头颈部肿瘤、结肠癌、肾癌、肉瘤、黑色素瘤。

- 淋巴瘤、肉瘤。

- 类癌。

✓ 良性疾病

- 肿瘤：错构瘤、纤维瘤、神经纤维瘤。

- 炎性（感染）：肉芽肿（结核、组织胞浆菌、球孢子菌病、芽生菌病、隐球菌病、奴卡菌病）、肺脓肿、肺炎、肺包虫囊肿。

- 炎性（非感染）：类风湿关节炎、Wegener 肉芽肿、结节病。

- 先天性：动静脉畸形、支气管肺隔离症、支气管囊肿。

- 原因不明：肺梗死、球形支气管扩张、黏液栓、进展性大片纤维化。

评估：

✓ 病史：其他恶性肿瘤的病史，吸烟史，肺癌的职业危险因素，旅游史（组织胞浆菌、球孢子菌、芽生菌、隐球菌）、结核或肺曲霉菌病史等。

✓ 对于在正位胸片上发现结节，首先要区分是肺内来源还是肺外来源：侧位胸片、CT。

- ✓ 评估恶性肿瘤的风险:
  - 年龄:恶性的可能性随年龄而增加,50~59岁者恶性可能性为43%,>60岁者超过50%。
  - 吸烟:吸烟>20年,每天1包为高危人群。
  - 其他提示恶性的病史:体重减轻、咯血、既往肿瘤史、职业接触史、家族史。
  - 结节大小:通常直径越大,恶性可能性越大,<3mm为<1%,4~7mm为0.9%,8~20mm为18%,>20mm为50%。
  - 生长速度:通常倍增速度越快,恶性可能性越大(恶性肿瘤倍增平均需要4~8个月),倍增速度<1个月提示感染,而>18个月更加提示良性疾病。
  - 钙化:良性钙化(弥漫性、中央性、片状、同心形、爆米花形);恶性钙化(点状、偏心形)。
  - 边界特点:良性(边界规则,光滑,无分叶;薄壁空洞);恶性(边界不规则、毛刺征、分叶征、切口征;厚壁空洞)。
  - 结节内部特征:内含脂肪密度提示错构瘤,良性病变;低密度结节多提示良性疾病,但低密度的恶性病变多生长缓慢,需要长期随诊;中等密度或混合密度,多为周围型肺癌。
  - 位置:靠近胸膜、大血管或肺裂的结节多为良性。
  - CT强化特点:良性:强化值<15HU,恶性:强化值多>20HU。

肺内结节恶性危险分级

	低危	中危	高危
结节直径(cm)	<1.5	1.5~2.2	≥2.3
结节形状	光滑	扇形	刺状
年龄(岁)	<45	45~60	>60
吸烟	从不	吸烟(≤1包/天)	吸烟(>1包/天)
戒烟	不吸烟、戒烟>7年	戒烟<7年	从未戒烟

进一步评估：

✓ 低危结节：定期随诊 CT（3 个月至 1 年随诊 1 次）。

✓ 中危结节：定期随诊 CT 或行 PET 检查。PET 检查在肺泡癌、类癌可能出现假阴性结果，某些感染性疾病可能有假阳性结果。

✓ 高危结节：活检：支气管镜活检、经皮肺穿、或经胸肺活检。

患者教育：

✓ 戒烟宣教。

✓ 定期随诊。

转诊：

✓ 中-高度危险的患者，转诊外科或呼吸科，必要时行支气管镜或活检帮助明确诊断。

✓ 明确恶性患者，需要转诊胸外科或肿瘤科。

Bottom line

● 吸烟和年龄以及影像学是判断良恶性的关键因素。

● 所有胸片所见的结节需要进一步行 CT 明确。

● 有指征者尽早转外科或呼吸科行手术或活检明确诊断。

推荐阅读

Sabatine MS. Pocket Medicine, 4th edition. LWW, 2010

Gould MK, Fletcher J, Iannettoni MD, et al. Evaluation of patients with pulmonary nodules: when is it lung cancer?: ACCP evidence-based clinical practice guidelines (2nd edition). Chest. Sep, 2007, 132 (3 Suppl): 108S-130S

MacMahon H, Austin JH, Gamsu G, et al. Guidelines for management of small pulmonary nodules detected on CT scans: a statement from the Fleischner Society. Radiology, 2005, 237 (2): 395-400

（张冰清　黄晓明）

急性上呼吸道感染

概述

✓ 急性上呼吸道感染是鼻咽部的急性炎症，90%以上都是由病毒引起，细菌感染多继发于病毒感染。

✓ 门诊处理的关键在鉴别下呼吸道感染（肺炎与支气管炎）、流感、鼻窦炎、中耳炎等较严重疾病。

症状体征

✓ 表现为咽痛、鼻塞、流涕、咳嗽、发热（中低热为主）。

✓ 查体鼻咽部充血水肿、颌下淋巴结肿大。

鉴别诊断

普通感冒	急性咽炎	鼻窦炎	流感	肺炎/支气管炎
鼻塞	咽痛	脓涕	季节性	咳嗽
头痛	发热	头痛	高热	咳痰
卡他症状	淋巴结肿大	发热	乏力、肌痛	发热
咽部不适	扁桃腺肿大	鼻窦区压痛	咳嗽	肺部啰音

评估

✓ 临床症状诊断，辅助检查主要目的为鉴别其他疾病。

✓ 怀疑肺炎等下呼吸道感染时行血常规、胸片等检查，尤其是以下人群：

  ■ >70岁以上老年人。

  ■ 慢性心力衰竭、COPD、慢性肾衰竭等脏器功能不全。

  ■ 肿瘤、服用激素/免疫抑制剂等免疫低下人群。

✓ 反复鼻窦炎患者需行鼻窦CT。

治疗

✓ 对症治疗，缓解症状。不滥用抗生素。

✓ 考虑鼻窦炎、急性咽炎、下呼吸道感染患者，经验性抗生素治疗。

✓ 流感群发时及时上报疾病控制部门。

患者教育

✓ 教育患者绝大多数上呼吸道感染为病毒感染，病程自限。无证据证明目前的抗病毒药物能缩短病程。

✓ 滥用抗生素会导致胃肠道菌群紊乱，细菌耐药增加，弊大于利。

✓ 注意休息，多饮水，在公共场合戴口罩。

✓ 老年人、慢性心力衰竭、COPD、慢性肾衰竭、肿瘤等患者季节性流感疫苗接种。

转诊时机

✓ 怀疑重症肺炎患者转急诊处理。

✓ 鼻窦炎反复发作患者转耳鼻喉科处理。

Bottom line

● 绝大多数上呼吸道感染由病毒引起，抗生素治疗弊大于利。

● 注意识别肺炎等严重患者。

推荐阅读

UCSF Outpatient Medicine Pocket Preceptor. University of California San Francisco，2009

（黄晓明）

社区获得性肺炎

概述

- ✓ 社区获得性肺炎（CAP）是门急诊最常遇到的呼吸系统感染性疾病之一。早期诊断及治疗，识别危重患者是门诊处理的关键。
- ✓ 老年人和免疫抑制患者 CAP 症状不典型，死亡率高，是需要重点关注的人群。
- ✓ 肺炎链球菌是 CAP 最主要的致病菌，其次是流感嗜血杆菌、肺炎支原体和肺炎衣原体。

症状体征

- ✓ 典型症状：咳嗽、咳痰、发热，可伴有胸痛或呼吸困难。
- ✓ 老年人症状不典型，可以表现为神志改变、消化道症状等。
- ✓ 体征：呼吸频率增快，肺部啰音或肺部实变。

诊断

- ✓ 胸片发现新出现的侵袭性病变是 CAP 临床诊断的"金"标准，临床怀疑 CAP 的患者都应行胸片明确诊断。

评估

评估的目的是明确诊断，评估病情严重程度，决定治疗场所（门诊、病房或 ICU）。

- ✓ 病史：症状，既往基础疾病，药物使用情况，是否酗酒等。
- ✓ 查体：生命体征，神志情况，心肺查体，下肢水肿。
- ✓ 常规检查：血常规，肝肾功能，胸片，动脉血气。
- ✓ 当症状体征高度怀疑 CAP 而胸片正常时，可在 24～48 小时后复查胸片或行胸部 CT/HRCT。
- ✓ 病原学检查：
  - ■ 无基础疾病的轻症门诊治疗患者可不行病原学检查，直接开始经验性治疗。
  - ■ 有住院指征患者应在经验性治疗同时行病原学检查，如血培养、痰培养/涂片、血清学检查、尿军团菌抗原等。
  - ■ 经验治疗失败、病情进展、免疫抑制患者必要时行有创病原学检查，如纤支镜下呼吸道标本、肺活检标本培养等。

■ 病史和流行病学资料对病原学诊断和经验性抗生素选择有提示意义，具体见下表。

CAP 特殊病原体感染的临床危险因素

病原体	危险因素
耐药肺炎链球菌	年龄>65 岁
	过去 3 个月内抗生素（特别是内酰胺类抗生素）服用史
	酗酒
	免疫抑制状态
	合并慢性疾病（如糖尿病、心力衰竭、COPD、肾功能不全等）
革兰阴性肠道菌、铜绿假单孢菌、军团菌等	合并慢性疾病（如糖尿病、心力衰竭、COPD、肾功能不全等）
	结构性肺病（如支气管扩张）
	误吸
	糖皮质激素使用
厌氧菌	误吸
	酗酒
MRSA	高龄
	居住地流行流感
	静脉吸毒
肺孢子菌、真菌	HIV
	免疫抑制状态（特别是皮质激素和免疫抑制剂的使用）

✓ 评估病情严重程度，决定治疗场所。可参考 CURB-65 评估（见下表）。但不可僵化教条，应动态观察评价病情，综合考虑基础疾病、社会经济因素等。

C-confusion 意识障碍，新出现的对人、地点、时间的定向力障碍

U-uremia 氮质血症，BUN≥7mmol/L

R-respiratory rate 呼吸频率≥30 次/分

B-blood pressure 血压<90/60mmHg

年龄≥65 岁

每一项达到标准得 1 分　　0~1 分患者死亡率<5%，可以门诊治疗

2 分以上患者死亡率>10%，需要住院

3 分以上患者死亡率>20%，可能需要
ICU 治疗

治疗

✓ 有住院指征者住院或急诊留观治疗。

✓ 轻症门诊患者一般单药治疗。无耐药肺炎链球菌感染危险因素者，可选用大环内酯类或多西环素。有耐药肺炎链球菌感染危险因素者（如 3 个月内使用过抗生素、酗酒、存在临床合并症、免疫抑制药物使用等）可选用呼吸喹诺酮或者 β 内酰胺类+大环内酯类。

✓ 门诊抗生素疗程：热退 3~5 天可停药，平均疗程 5~7 天。老年患者、不典型病原菌感染疗程 7~14 天。

✓ 止咳、祛痰等对症处理。

✓ 初始治疗 2~3 天症状无改善患者，重新评估或入院治疗。

✓ 对于年龄大于 40 岁及吸烟患者，为了排除肺部肿瘤，可于治疗后 7~12 周复查胸片。

患者教育

✓ 教育患者观察症状变化，如体温、痰量、痰的性状等，初始治疗 2~3 天症状无改善及时就诊。

✓ 痰量多者注意痰液引流，多饮水，有助于痰液稀释咳出。

✓ 普通患者治疗好转后不需要常规复查胸片。但对于年龄较大及吸烟患者，要警惕肺部肿瘤，建议患者 2~3 个月后复查胸片了解肺部病变吸收情况。

转诊时机

✓ 有住院指征患者，如高龄、多种基础病、呼吸频率快、低氧血症等，及时收入院或急诊留观。

✓ 生命体征不平稳、有神志改变、呼吸衰竭等危重患者ICU 或急诊抢救室治疗。

✓ 初始经验治疗效果不佳，病情加重患者收入院或转呼吸科专科处理。

Bottom line

● 诊断 CAP 的患者尽早经验性使用抗生素能降低死亡率。

● 只有不到一半的 CAP 患者能明确病原学诊断，但病原检查对于中至重症患者，尤其是怀疑军团菌、肺孢子菌、真菌感染等患者意义重大。

推荐阅读

中华医学会呼吸病学分会. 社区获得性肺炎诊断和治疗指南. 中华结核和呼吸杂志，2006（29），10：651-655

Waterer GW, et al. Management of community-acquired pneumonia in adults. Am J Respir Crit Care Med, 2011, 183 (2)：157-164

Marrie TJ, et al. A controlled trial of a critical pathway for treatment of community-acquired pneumonia. JAMA, 2000, 283 (2)：749-755

（黄晓明）

慢性乙型肝炎

概述

✓ 乙肝病毒（HBV）慢性感染是导致肝硬化和肝癌的重要因素。

✓ 全球约 20 亿人曾感染过 HBV，其中 3.5 亿人为慢性 HBV 感染者。我国 HBsAg 携带率为 7.18%，约 1 亿人，其中慢性乙型肝炎患者约 2000 万。

诊断

✓ 慢性 HBV 感染：既往有乙型肝炎病史或 HBsAg 阳性超过 6 个月，现 HBsAg 和/或 HBV-DNA 仍为阳性者，可诊断。

✓ 慢性 HBV 感染分类：

- 慢性乙型肝炎：HBV 感染并肝酶异常或肝组织学有肝炎病变，分 HBeAg 阳性慢性乙型肝炎和 HBeAg 阴性慢性乙型肝炎。

- 乙型肝炎肝硬化：慢性乙型肝炎发展的结果。

- 携带者：无临床表现，HBsAg 阳性。

- 隐匿性慢性乙型肝炎：有慢性乙型肝炎临床表现，HBsAg 阴性，血清和（或）肝组织中 HBV-DNA 阳性。

评估

✓ 病史：临床症状，感染途径，输血史，饮酒史，肝癌家族史等。

✓ 查体：黄疸、肝掌、蜘蛛痣等，肝脾大小，腹水，脐周静脉曲张，痔疮，下肢水肿等。怀疑肝性脑病者神经系统查体。

✓ 实验室检查：

- 血常规。

- 肝脏功能评价（ALT/AST，胆红素，白蛋白，凝血功能等）。

- HBV 病毒学检查（具体见下表）。

- 合并感染，如 HCV 抗体，HDV 抗体，HIV 抗体。

✓ 影像学：B 超或 CT，了解有无肝硬化及占位性病变。

✓ 甲胎蛋白（AFP）：结合影像学筛查肝癌。

✓ 病理学检查：为评估肝脏病变程度、排除其他肝病、判断预后，有时需行肝组织活检。

乙型肝炎病毒学检查意义

诊断	HBsAg	HBsAb	HBcAb	HBeAg	HBeAb	HBV DNA
急性肝炎	+	−	IgM	+	−	+
窗口期	−	−	IgM	±	±	+
恢复期	−	+	IgG	−	±	−
接种疫苗后	−	+	−	−	−	−
慢性肝炎 HBeAg+	+	−	IgG	+	−	+
慢性肝炎 HBeAg−	+	−	IgG	−	+	±*

*前 C 区变异的患者中，HBeAg 可能尚未生成，但因 HBcAg 的作用仍能产生 HBeAb，HBV DNA 也可升高

治疗

✓ 所有 HBV 感染者需戒酒，警惕肝毒性药物。

✓ 慢性乙型肝炎治疗目标为抑制 HBV，延缓肝纤维化及肝硬化，减少肝硬化及肝癌等并发症发生。

✓ 抗病毒治疗适应证：

■ HBeAg 阳性患者：HBV DNA > 10^5copies/ml（2000 IU/ml）和 ALT 水平超过两倍正常上限（ULN）。

■ HBeAg 阴性患者：HBV DNA>10^4copies/ml（2000IU/ml）和 ALT>2 ULN。

■ HBV DNA 达上述标准但 ALT<2ULN，考虑肝活检，有明显组织学病变时可考虑启动治疗。

✓ 抗病毒药物（见下表）

常用抗病毒药物及不良反应

类别	药物	不良反应
干扰素	普通干扰素 α	流感样症状，一过性外周血细胞减少，抑郁等精神症状，自身免疫性疾病等
	聚乙二醇化干扰素 α	
核苷（酸）类似物	拉米夫定	安全性好，但病毒耐药突变发生率高
	阿德福韦酯	肌酐升高
	恩替卡韦	
	替比夫定	肌酸激酶（CK）升高
	替诺福韦酯（未上市）	

✓ 其他治疗：对症治疗、中医中药制剂等。

乙肝疫苗接种

✓ 接种对象：

■ 乙型肝炎易感者，母亲为 HBsAg、HBeAg 阳性者的新生儿。

■ 15 岁以下人群。

■ 乙肝感染高危人群（如医务人员、托幼机构工作人员、器官移植患者、免疫功能低下者、HBsAg 阳性者家庭成员、同性恋、静脉注射毒品者等）。

✓ 免疫程序：

■ 全程 3 针，分别为 0，1，6 个月时。第一剂最好在出生后 24 小时之内使用。

■ 对母亲 HBsAg 阳性的新生儿，提倡接种首剂乙肝疫苗的同时在不同部位接种 100IU 的乙肝免疫球蛋白。

患者教育

✓ HBV 为血源传播性疾病，主要经血、母婴及性接触传播，一般生活接触不传染。

✓ 携带者注意个人卫生，不与他人共用剃须刀、牙具等用品，性生活采用安全套。

✓ 慢性乙型肝炎患者严格戒酒，警惕肝毒性药物。

✓ 抗病毒治疗者规律随诊。

转诊

✓ 有抗病毒指征的患者转诊感染科行抗病毒治疗。

✓ 治疗效果不佳出现肝硬化失代偿者，如消化道出血、顽固性腹水、肝性脑病等转诊消化内科。

✓ 肝癌筛查有异常发现者转诊肝脏外科或肿瘤科。

Bottom line

- HBV 感染者注意定期筛查肝癌。

- 有指征者及时转诊行抗病毒治疗。

推荐阅读

中华医学会肝病学分会、感染病分会. 慢性乙型肝炎防治指南（2010 年版）. 临床肝胆病杂志，2011（27），1

UCSF Outpatient Medicine Pocket Preceptor. University of California San Francisco，2009

2009 年 EASL 乙肝诊治指南

2007 年 AASLD 乙肝诊治指南

（范俊平　黄晓明）

慢性丙型肝炎

概述

✓ HCV 主要通过输血或使用血制品感染，还可通过静脉吸毒、针刺、医源性、性接触和母婴传播等。HCV 感染自然过程见下图。

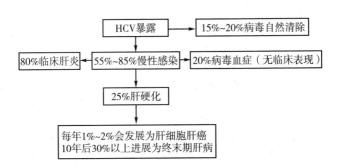

✓ 肝硬化和肝细胞肝癌是慢性丙型肝炎患者的主要死因，输血后丙型肝炎患者肝癌的发生率相对较高。

✓ 我国估测 HCV 感染者约 600 万人，在全世界范围内属较低水平，大部分为输血感染。

HCV 感染危险因素：

✓ 输血史（特别是 1993 年献血员筛查 HCV 以前）。

✓ 血透患者。

✓ HIV 及 HBV 感染患者。

✓ 器官移植患者。

✓ 静脉吸毒。

✓ HCV 感染患者性伴侣。

✓ 医护人员。

✓ 其他（如纹身、多个性伴侣、同性恋等）。

诊断：

✓ 筛查只需查 HCV 抗体，阳性后再行 HCV RNA 定性或定量等确诊试验。

✓ 诊断急性丙型肝炎，应检测 HCV RNA 载量，因 HCV–RNA

出现早于 HCV 抗体。

- ✓ 诊断慢性丙型肝炎应有 HCV 抗体与 HCV RNA 持续阳性的证据。
- ✓ 免疫抑制的肝炎患者，即使 HCV 抗体阴性，也应检测 HCV RNA。

评估

- ✓ 病史：临床症状，感染途径，输血史，饮酒史，肝癌家族史等。
- ✓ 查体：黄疸，肝掌，蜘蛛痣，肝脾大，腹水，脐周静脉曲张，痔疮，下肢水肿等。
- ✓ 常规化验：肝功能，血常规，凝血功能，HCV-抗体，HCV-RNA，乙肝五项，HIV-抗体。
- ✓ 抗核抗体等免疫指标：慢性丙型肝炎可出现很多类似类风湿性关节炎、舍格伦综合征、肾小球肾炎、混合型冷球蛋白血症等肝外表现，注意与自身免疫性疾病鉴别。
- ✓ 甲状腺功能：慢性丙型肝炎易合并甲状腺功能障碍，聚乙二醇化干扰素-α 治疗也会影响甲状腺功能。
- ✓ 精神状态评估：抑郁等精神状态异常是聚乙二醇化干扰素-α 治疗的常见不良反应。
- ✓ 如有条件明确基因型：共分 6 型，2 型、3 型有较高治疗反应率。
- ✓ 肝硬化：治疗开始前明确是否存在肝硬化，肝硬化的患者更应注意筛查肝癌。
- ✓ 肝活检：活检是评估肝脏炎症分级与纤维化分期的金标准。
- ✓ 肝癌筛查：感染者每 6 ~ 12 个月筛查甲胎蛋白（AFP）及 B 超或 CT 影像学检查。

治疗

- ✓ 所有 HCV 感染、肝功能处于代偿期的未经治疗患者均应考虑接受治疗。
- ✓ 抗 HCV 治疗目标是彻底清除 HCV。一旦清除了 HCV，肝脏内的炎性坏死也会终止，对于未发生肝硬化的患者，肝纤维化进展也会停止。肝硬化患者中，清除 HCV 可降低患者肝功能失代偿的发生率，但不能完全消除肝细胞癌发生的可能性。

✓ 一线治疗方案：聚乙二醇化干扰素-α 与利巴韦林。

✓ 治疗过程中注意监测血常规、肝功能、病毒载量、甲状腺功能、精神状态。根据中性粒细胞计数和血小板计数调整干扰素用量，根据血红蛋白调整利巴韦林用量。

患者教育

✓ 对患者进行 HCV 传播途径宣传，患者不与他人共用剃须刀、牙具等用品，性生活采用安全套。

✓ 对 HCV-RNA 阳性的孕妇，应避免羊膜腔穿刺，尽量缩短分娩时间，保证胎盘的完整性，减少新生儿暴露于母血的机会。

✓ HCV 感染尚无疫苗可预防。

转诊：

✓ 患者转诊感染科制定抗病毒感染方案。

✓ 考虑长期慢性感染或肝硬化可能时，转诊至消化专科医师。

✓ AFP 升高或影像学异常患者应转至肿瘤科或肝脏外科医师。

Bottom line

● 慢性丙型肝炎常合并机体异常免疫反应，出现类似自身免疫性疾病的肝外表现。

● 所有 HCV 感染、肝功能处于代偿期的未经治疗患者均应接受抗病毒治疗。

推荐阅读

2011 年 EASL 丙肝诊治指南

中华医学会肝脏病学会，中华医学会传染病与寄生虫病分会. 丙型肝炎防治指南，中华肝脏病杂志，2004，12：194-198

UCSF Outpatient Medicine Pocket Preceptor. University of California San Francisco，2009

（范俊平　黄晓明）

泌尿系感染

概述

- ✓ 泌尿系感染又称尿路感染（UTI），是门诊最常见的泌尿系统疾病。60%以上的女性一生中至少有1次以上的泌尿系感染的经历。
- ✓ 最常见的病原菌为大肠杆菌（80%以上），其他病原菌包括肠球菌、克雷伯杆菌、链球菌、铜绿假单胞菌等。
- ✓ 单纯性尿路感染：泌尿系统解剖结构功能正常，无糖尿病或免疫低下等合并症的尿路感染。
- ✓ 复杂性尿路感染：存在泌尿生殖道结构功能异常（如梗阻性尿路疾病、膀胱输尿管反流、留置导尿管等）或有其他治疗失败风险增高的伴随疾病（如糖尿病、移植肾、肾衰竭、免疫缺陷等）的尿路感染。

症状与体征

- ✓ 肉眼血尿，尿频、尿急、尿痛等膀胱刺激症状在下尿路感染明显。
- ✓ 发热、寒战、腰痛、乏力等全身症状在肾盂肾炎等上尿路感染明显。
- ✓ 体征：耻骨上压痛，肾区叩击痛。上尿路感染合并脓毒血症时可出现低血压、神志改变等。

评估

- ✓ 病史：症状（血尿、膀胱刺激症状、全身症状），糖尿病等既往史。老年男性患者良性前列腺肥大病史。青中年男性患者不洁性生活史。
- ✓ 查体：生命体征，耻骨上压痛，输尿管点压痛，肾区叩击痛。
- ✓ 辅助检查：血常规、尿常规和尿沉渣。
- ✓ 清洁中段尿培养：单纯尿路感染多临床诊断，经验性治疗，不需行尿培养。复杂尿路感染、无症状菌尿/脓尿、怀疑尿路结核感染等患者需行尿培养。
- ✓ 泌尿系B超或CT：反复感染、治疗无效、怀疑泌尿系结构功能异常患者行影像检查。糖尿病患者注意残余尿。

鉴别诊断

✓ 女性生殖系统感染（阴道炎、盆腔炎等）。

✓ 泌尿系结石。

✓ 泌尿系肿瘤。

✓ 药物（如环磷酰胺）导致出血性膀胱炎。

治疗：

✓ 单纯性尿路感染经验性抗生素治疗。

- 下尿路感染：喹诺酮类、磺胺、二代或三代头孢菌素单剂或三日疗法。

- 上尿路感染：上述抗生素治疗 10~14 天。

✓ 复杂性尿路感染治疗前留取清洁中段尿培养标本，根据既往尿培养及药敏结果选择抗生素。如无既往培养结果，可选用喹诺酮类、加酶青霉素、二代或三代头孢菌素、氨基糖苷类等。疗程 7~14 天。

✓ 病情危重，有全身炎症反应者扩容，选用三代头孢或碳青霉烯类，收住院治疗。

无症状性菌尿：

✓ 无临床症状与体征，尿细菌培养阳性，菌落数革兰阳性球菌 $>10^4/ml$，革兰阴性杆菌 $>10^5/ml$。女性及留置导尿管者多见。

✓ 仅在特殊人群的无症状性菌尿需要抗生素治疗，如妊娠妇女、肾移植后、中性粒细胞缺乏（简称"粒缺"）、泌尿系手术前。其他人群无证据证明抗生素治疗能减少有症状性感染的风险，不建议治疗。

患者教育：

✓ 告知患者如何采集尿液标本，尿培养标本需清洁外阴后留取中段尿。

✓ 教育患者感染期间多饮水、多排尿、注意外阴部清洁。

✓ 尿路感染预防：不憋尿、注意外阴部清洁、便后从前向后擦肛门、性交后排尿等。绝经后妇女反复发作者可考虑雌激素替代。

转诊

✓ 经验性治疗效果不佳、怀疑结核等特殊感染者转感染科或肾内科专科处理。

✓ 发现有结构异常（如泌尿系畸形、结石、前列腺肥大等）转泌尿外科处理。

✓ 病情危重合并脓毒血症患者转急诊或收住院治疗。

Bottom line

- 女性泌尿系感染很常见，大部分患者可经验性治疗。
- 男性患者常有危险因素，如前列腺肥大、尿路结石、留置尿管、糖尿病等。
- 绝大多数无症状性菌尿不需治疗。

推荐阅读

F ihn SD. Acute uncomplicated UTI in women. N Engl J Med, 2003, 349: 259-266

Nicolle LE. Complicated UTI in adults. Can J Infect Dis Med Microbiol, 2005, 16: 349-360

（黄晓明）

慢 性 肾 病

概述

✓ 据不完全统计，中国人群慢性肾病（CKD）发病率在 11%~12%之间，并呈逐年上升趋势。

✓ 危险因素包括：年龄>60 岁、糖尿病、高血压、自身免疫性疾病、全身感染、泌尿系感染（UTI）、泌尿系结石、下尿道梗阻、药物毒性、肾病家族史、急性肾功能衰竭（ARF）史等。在我国，以 IgA 肾病为主的原发性肾小球肾炎最为多见，其次为高血压、糖尿病、狼疮、慢性肾盂肾炎等。西方国家，以高血压、糖尿病最为常见。

定义及分期

✓ 定义：肾脏损伤（包括病理学检查异常、血/尿成分异常或影像学检查异常）≥3 个月，伴或不伴有肾小球滤过率（GFR）下降。

✓ 分期：根据美国 K/DOQI（kidney disease outcome quality initiative）专家组标准，按照对 GFR 的评估结果将 CKD 分为 5 期，具体见下表。

CKD 分期

分期	GFR （ml/min per1.73m^2）	处理
1（GFR 正常）	≥90	诊断，延缓进展，去除心血管危险因素
2（GFR 轻度异常）	60~89	评估进展速度
3（GFR 中度异常）	30~59	评估、处理并发症
4（GFR 重度异常）	15~29	替代治疗准备
5（肾衰竭）	<15 或透析	替代治疗

评估

✓ 病史：

■ 无特异症状，出现并发症时有相应症状，如尿毒症、冠心病、心包炎、贫血、酸碱平衡及电解质紊乱等。

- 既往史：糖尿病、高血压、肾前性状态（CHF、肝硬化、血容量不足），HBV、HCV、HIV、SLE、尿路结石、泌尿系感染等。
- 用药史：NSAIDs、抗生素、中药、造影剂等。
- 家族史：多囊肾，Alport 综合征。

✓ 体格检查：血压、体重；与原发病或并发症相关的症状。

✓ 实验室检查：

- 常规检查：血常规、尿常规+沉渣，便常规+OB，血白蛋白、肌酐、电解质（钙、磷、钾）；尿白蛋白/肌酐比值，24 小时尿蛋白，血气，铁三项+铁蛋白，PTH，25-羟维生素 D 等。
- 提示原发病的检查：如血糖、糖化血红蛋白；HBV、HCV、HIV 等病毒学指标；抗核抗体谱等免疫学指标；补体；免疫固定电泳等。
- 肾脏 B 超：肾脏大小，结构改变。
- 双肾血流图：分肾功能。

✓ 估计 GFR：常用 Cockcroft-Gault 公式。

$$GFR\left(\frac{ml}{min \times 1.73m^2}\right)$$

$$=\frac{[（年龄-140）\times 体重(kg)] \times (0.85 女性)}{血肌酐浓度（\mu mol/L \{DK）\times 72}$$

✓ 如有肾功能损害，判断为急性还是慢性，可参加下表鉴别

急慢性肾功能不全鉴别

	急性	慢性
血清肌酐升高的速度	较短（几天~几周）	较长（几个月~几年）
肾脏大小	正常或增大	缩小
贫血	一般无或轻	多有
低钙、高磷	一般无	多有

- ✓ 寻找引起肾功能恶化的可逆因素：
  - ■ 肾前性因素：循环血容量不足、心功能衰竭、使用NSAID 类药物等。
  - ■ 肾后性因素：尿路梗阻。
  - ■ 肾实质性因素：严重高血压，急性肾盂肾炎，急性间质性肾炎，造影剂肾病等。
  - ■ 血管性因素：单侧或双侧肾动脉狭窄，深静脉血栓形成，动脉栓塞等。
  - ■ 混合因素：肾上腺皮质功能减退、甲状腺功能减退、感染、创伤等。
- ✓ 评估是否存在合并症和并发症：感染、心血管合并症（心律失常、心力衰竭）、肾性贫血及营养不良、肾性骨病、尿毒症脑病、高钾血症、代谢性酸中毒等。

处理：
- ✓ 根据 CKD 分期进行处理，见上表。
- ✓ 目标：减缓 CKD 进展，治疗合并症和 CKD 并发症，减少心血管病危险。
- ✓ 积极治疗肾小球肾炎、高血压、糖尿病、SLE 等原发病。

A. 非透析治疗
- ✓ 控制高血压：
  - ■ 目标：尿蛋白<1.0g/d 时，BP<130/80mmHg；尿蛋白>1.0g/d 时，BP<125/75mmHg。
  - ■ 首选 ACEI/ARB 类，注意监测 GFR 和血钾，若在 4个月内 GFR 下降<30%或血钾<5.5mmol/L，则继续用药；否则，可以减量。在 CKD 进展期，ACEI/ARB 仍被证明是有效的。
  - ■ CKD 患者常需要多种药物联合降压：首选利尿剂（若 GFR>30ml/min 考虑噻嗪类；若 GFR<30ml/min考虑袢利尿剂），其次 CCB 类。
- ✓ 控制糖尿病：
  - ■ 目标 HbA1c<7%。
  - ■ CKD 3~5 期时二甲双胍为禁忌，其他口服降糖药需要调整剂量，建议胰岛素控制血糖。
- ✓ 减少尿蛋白：

- 尿蛋白预示了肾脏疾病进展和心血管事件的发生。
- 次尿蛋白/肌酐≥200mg/g，应使用 ACEI/ARB 治疗，如果尿蛋白持续阳性，可能需要联合治疗。

✓ 心血管危险因素纠正：戒烟，运动，控制高血压、糖尿病和高脂血症，服用阿司匹林等。

✓ 纠正贫血：
- GFR<60ml/min 时常出现贫血，首先检查铁蛋白+铁三项，排除消化道出血。当贫血的程度与肾脏疾病的程度不相符、年龄超过 50 岁、特别是同时存在蛋白尿、高钙血症和贫血时，查血清蛋白电泳/尿蛋白电泳/免疫固定电泳除外多发性骨髓瘤。
- Hb 目标值为 110~120g/L。
- 补充 EPO、铁剂、叶酸、维生素 B_{12} 等，与肾内科专科医生协同处理。

✓ 纠正钙磷代谢紊乱：
- GFR<60ml/min 时，监测血钙、磷、PTH 水平。目标钙磷乘积<55mg^2/dl^2。
- 限制磷摄入量，补充钙和活性维生素 D。
- 首选碳酸钙，餐前服用于补钙；餐中服用于中和食物中的磷，降低血磷。当血钙>2.55mmol/L 或 PTH<150pg/ml，存在软组织钙化时，不能使用碳酸钙。
- 活性维生素 D：主要用于降低 iPTH。

✓ 改善代谢性酸中毒：HCO_3^-<22 时口服碳酸氢钠。

✓ 营养：
- 低蛋白饮食〔CKD 1~3：0.8~0.75g/（kg·d），CKD 4~5：0.6g/（kg·d）〕；补充 alpha 酮酸（CKD4 期，每日蛋白摄入量<40g 时）。
- 限盐。
- 保证热量。

✓ 其他：
- 避免使用肾毒性药物：NSAIDs、肾毒性抗生素（氨基糖苷类、磺胺类、两性霉素 B 等）、造影剂、含马兜铃酸的中药等。
- CKD4~5，保护血管通路，避免静脉穿刺、深静脉穿刺等。

■ 每年接种流感疫苗。

B. 肾脏替代治疗

✓ 替代治疗指征：CKD5 期、高钾、代谢性酸中毒、水钠潴留、尿毒症（心包炎、脑病、神经病变）等。

✓ 需住院行系统评估，决定透析方式的选择。

患者教育

✓ CKD 是一慢性进展性疾病，早期发现早期预防有助于延缓终末期肾病的发生。

✓ 血压、血糖、生活方式都与 CKD 有密切关系，需同步全面干预。

✓ 对 CKD4~5 期患者进行肾脏替代治疗方式的宣教，和患者共同选择适合患者的替代方式，并从生理心理上为替代治疗做准备。

✓ CKD 最常见的死亡原因为心血管事件，心血管病预防教育同样很重要。

转诊

✓ 怀疑急性肾损伤、近期肾功能迅速恶化、蛋白尿及血压治疗后控制不佳、肾病或肾炎有肾穿指征的患者转肾内科专科处理。

✓ 终末期肾病患者转肾内科专科或住院决定替代治疗方案。

Bottom line

● 早期诊断与处理有助于改善 CKD 的预后。

● CKD 与心血管病是等位症，同时处理心血管病危险因素。

推荐阅读

UCSF Outpatient Medicine Pocket Preceptor. University of California San Francisco，2009

Sabatine MS. Pocket Medicine，4th edition. LWW，2010

（张冰清　黄晓明）

贫 血

定义

✓ 非高原地区成年男性 Hb<120g/L, 成年女性（非妊娠）Hb<110g/L。

✓ 可有乏力、苍白、心悸等非特异表现，经常无明显临床表现体检偶然发现。

✓ 门诊最常见的病因为缺铁性贫血。

病因

✓ 小细胞性贫血（MCV<80）

- 缺铁性贫血。
- 慢性病贫血。
- 慢性铅中毒。
- 铁粒幼细胞性贫血。
- 血红蛋白病。

✓ 正细胞性贫血（MCV80~100）

低增生性（网织红细胞↓）	增生性（网织红细胞↑）
再生障碍性贫血/纯红再障	溶血性贫血
慢性病性贫血	急性失血
慢性肾衰竭	
骨髓浸润性疾病（结核、转移癌、骨髓瘤、白血病等）	
甲状腺功能减退	

✓ 大细胞性贫血（MCV>100）

MCV>110	MCV<110
巨幼细胞性贫血（叶酸/维生素 B_{12} 缺乏）	骨髓异常增生综合征
药物（甲氨蝶呤、硫唑嘌呤）	溶血性贫血
	再生障碍性贫血
	慢性肝病
	甲状腺功能减退

诊断策略

- ✓ 病史询问：乏力、心悸等症状，饮食情况（素食、减肥等），大便（有无黑便），饮酒史，既往疾病，胃肠道手术病史，药物史，家族史，女性月经史。
- ✓ 体格检查：是否有贫血貌（皮肤、结膜、甲床），舌，外周淋巴结，甲状腺，心肺查体，肝脾大小，是否有下肢水肿。神经系统（尤其是怀疑巨幼细胞性贫血患者）。
- ✓ 常规检查：血常规（网织红细胞），外周血涂片，尿常规，大便 OB，肝肾功能等。
- ✓ 根据病史及常规检查提示，选择进一步检查：
  - 小细胞性贫血：铁代谢指标（血清铁、铁蛋白、总铁结合力、转铁蛋白饱和度），骨髓铁染色，血铅/尿铅水平等。老年人注意消化道肿瘤，必要时内镜检查。
  - 大细胞性贫血：血清叶酸、维生素 B_{12} 水平。骨髓穿刺。
  - 怀疑再生障碍性贫血、骨髓浸润性疾病等，骨髓穿刺及骨髓活检。
  - 溶血性贫血：Coomb 试验，ANA 等免疫指标，CD55/CD59 阴性细胞，血红蛋白电泳、G6PD 水平等。
  - 老年人同时有骨痛、肾功能不全：血清免疫电泳，骨髓穿刺。

门诊处理

- ✓ 所有贫血患者需寻找贫血的病因，针对病因治疗。

缺铁性贫血

- ✓ 门诊最常见的贫血类型。临床表现为贫血的相关症状，严重者可出现反甲、口炎、吞咽困难、胃酸缺乏等。
- ✓ 铁代谢指标：总铁结合力升高，血清铁蛋白、血清铁、转铁蛋白饱和度下降（注意与慢性病贫血鉴别）。
- ✓ 寻找缺铁原因，女性常见原因为月经增多、妊娠，老年人需警惕消化道肿瘤。
- ✓ 补铁治疗：成人每日 $150 \sim 200mg$ 元素铁，治疗 1 周左右网织红细胞上升，3 周左右血红蛋白开始上升。贫血纠正后继续治疗 3 个月使血清铁蛋白恢复正常。

✓ 治疗效果不佳重新评估缺铁性贫血的诊断及缺铁原因。

巨幼细胞贫血

✓ DNA 合成障碍，骨髓各系巨幼变，红系最显著，可出现三系下降。

✓ 临床表现：除贫血或三系减低外，可伴有舌炎、消化道症状等。维生素 B_{12} 缺乏可出现脱髓鞘等神经系统症状及精神症状等。

✓ 诊断：骨髓穿刺，血清叶酸及维生素 B_{12} 测定。

✓ 叶酸缺乏常见于酗酒、营养不良、孕妇等。维生素 B_{12} 缺乏常见于素食、胃切除术后、自身免疫病等。

✓ 治疗：

- 叶酸缺乏：补充叶酸口服 5mg/d 至血象恢复。

- 维生素 B_{12} 缺乏：肌注维生素 B_{12} 100μg/d，7～14 天后改为 100μg/周至血象恢复。全胃切除或恶性贫血患者需终生维持治疗，肌注 100μg/月。

- 如不能确定叶酸还是维生素 B_{12} 缺乏，先补充维生素 B_{12}。

Bottom line

● 所有贫血患者需明确病因诊断，门诊最常见的病因为缺铁性贫血。

● 缺铁性贫血需寻找缺铁原因，老年人警惕消化道肿瘤。

推荐阅读

Sabatine MS. Pocket Medicine, 4th edition. LWW, 2010

Longo D, et al. Harrison's Manual of Medicine, 18th edition. McGraw-Hill Professional, 2012

（景　灏　黄晓明）

下肢深静脉血栓形成

概述

✓ 美国下肢深静脉血栓形成（DVT）的患病率约为 0.1%，有 1/3 的患者会发生肺栓塞。我国还缺乏关于 DVT 的流行病学资料。

✓ 常见 DVT 危险因素：

- 血流缓慢：长期卧床、CHF、3 个月内发生脑血管病、飞行>8 小时。
- 血管内皮损伤：外伤、手术、既往 DVT。
- 易栓症：APC 抵抗、蛋白 C 或 S 缺乏、APS、高同型半胱氨酸血症、口服避孕药等。
- 恶性肿瘤。
- 血栓史。

症状与体征

✓ 下肢疼痛、肿胀、静脉扩张，也可以无症状或直接以肺栓塞起病。

✓ 下肢肿胀，双侧不对称（患侧腿围较对侧大 3cm 以上）、水肿、发红、压痛。

鉴别诊断

✓ 类似急性 DVT 的疾病有：静脉功能不良、疏松结缔组织炎、血栓后综合征、浅表血栓性静脉炎。

辅助检查

✓ D-dimer：ELISA 法敏感性高，特异性低（NPV 94%~98%），可用于排除诊断。

✓ 血管超声：对于近端 DVT 敏感性高，超声结果阴性不排除远端 DVT，远端 DVT 可能向近端扩展，所以临床高度怀疑而超声阴性者需 1 周后重复超声检查。

诊断

✓ DVT 的临床预测：应用最广泛的 DVT 临床评分系统是 Modified Wells Score（见下表及下图）

Modified Wells Score

临床特征	评分
活跃性肿瘤（治疗中，6个月内，保守治疗）	1
近期下肢制动	1
卧床3天以上，或12周内大手术	1
深静脉系统的局限性压痛	1
整个腿肿胀	1
单侧小腿肿胀，小腿围比健侧大3cm以上	1
有症状侧腿部凹陷性水肿	1
侧支浅静脉	1
既往DVT	1
有其他可能的诊断	−2
根据评分分为DVT可能性低（≤1分）和DVT可能（≥2分）	

DVT评估流程图

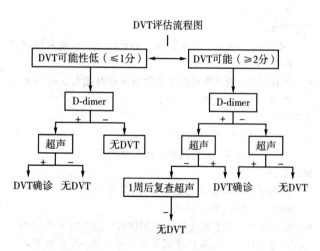

- ✓ 确诊DVT的患者需进一步评估：
    - 询问病史：反复流产史，皮疹/关节炎，肿瘤，卒中；用药史（口服避孕药、激素替代治疗、沙立度胺、肼苯哒嗪等）；家族动静脉血栓史
    - 辅助检查：注意是否有骨髓增生性疾病，多发性骨髓瘤，肾病综合征，抗磷脂抗体综合征，恶性肿瘤
        - ◆ CBC、血涂片、PT、BUN/Cr、Ca、LFT、UA、

肿瘤筛查

■ 筛查易栓症：没有明确危险因素、年轻患者、不常
见部位血栓形成、反复发生 DVT 或有家族史者需筛
查易栓症。血栓形成急性期会影响很多易栓症实验
室检查，建议急性期过后 3 个月再筛查。

治疗

✓ 大多数患者可在门诊治疗，除非：怀疑肺栓塞、肾功能
不全、出血风险高、或大的髂股静脉 DVT 可能需要进行
溶栓的患者，需住院进行血管评价。

✓ 梯度弹力袜：能减少血栓后综合征的风险。所有 DVT 患
者立即使用梯度弹力袜（30~40mmHg），持续 1~2 年。

✓ 及早下地行走是安全的，且能预防血栓后综合征。（后期
血栓机化，常遗留静脉功能不全，出现浅静脉曲张、色
素沉着、溃疡、肿胀等，称为血栓后综合征）。

✓ 抗凝是主要的治疗：

■ 普通肝素或低分子肝素（LMWH）。

■ 和肝素同时开始使用华法林，INR 达标 24 小时后停
用肝素。INR 的目标值为 2~3，两周监测 INR 1 次，
逐渐减少频率，至 INR 稳定后 1 个月 1 次。

■ 抗凝疗程取决于危险因素，最短抗凝 3 个月。

抗凝治疗疗程选择

临床情况	抗凝治疗后 1 年和 5 年复发率	建议抗凝疗程
存在一过性危险因素的 DVT（初发）	3%/10%	3 个月（危险因素去除）。下次接触危险因素时预防性抗凝
特发性（找不到原因）DVT（初发）	5%/30%	至少 3 个月，停抗凝后 1 个月复查 D-dimer，如阳性再次开始抗凝，如持续阳性考虑终身抗凝
复发性 DVT	>10%	终身抗凝
肿瘤相关 DVT	>10%	持续抗凝直至肿瘤清除

注：特发性 DVT 终身抗凝者需每年评估，如血液病、肿瘤筛
查等。

✓ 下腔静脉滤网（IVC）

■ 有抗凝禁忌的病人可使用临时下腔静脉滤网，当抗凝可以开始后，需尽快移除下腔静脉滤网。

■ 抗凝治疗过程中仍发生 DVT 者，需在继续抗凝治疗的同时使用 IVC。

患者教育：

✓ 让患者了解下肢 DVT 的常见并发症，如肺栓塞，如出现呼吸困难等及时就诊。

✓ 了解一般防范措施，如手术或外伤后避免长期制动卧床、长途旅行避免久坐、穿弹力袜等。

✓ 华法林抗凝患者指导注意事项（观察出血倾向，定期检测 INR，谨慎使用与华法林有相互作用的药物如保泰松、布洛芬、西咪替丁、磺胺、红霉素等）。

转诊

✓ 反复发作的特发性 DVT、高凝状态的病人定期转诊（每年）血液科评估。

✓ 严重髂股静脉血栓者转诊血管外科。

✓ 怀疑肺栓塞、存在多种基础疾病（如血液系统疾病、肾功能不全、肿瘤等）者住院评估。

Bottom line

● 多普勒血管超声是诊断下肢 DVT 最常用的无创检查，敏感性和准确率都较高。

● D-dimer 不能诊断 DVT，主要用于排除诊断。

● 抗凝治疗早期华法林需与肝素或 LMWH 重叠至 INR 达标。

推荐阅读

Kearon C, et al. Antithrombotic therapy for venous thromboembolic disease: ACCP evidence-based clinical practice guidelines.

Chest，2008，133：454-545

中华医学会外科学分会血管外科组. 深静脉血栓形成的诊断和治疗指南. 中华普通外科杂志，2008（23），3：235

（邱　波　黄晓明）

骨 关 节 炎

概述

- ✓ 骨关节炎（OA）是最常见的慢性关节疾病，以关节软骨变性、破坏及关节面骨质增生为特征，与衰老、创伤、肥胖、关节过度使用、遗传等因素有关。
- ✓ OA 中年以后高发，随年龄增加患病率增加，60 岁以上患病率约为 50%，75 岁以上高达 80%。
- ✓ 原发：可为局部性（最常累及手、膝、髋、脊柱等）或全身性（≥3 个关节受累）。
- ✓ 继发：可继发于多种原因，如外伤、先天性或发育不良、痛风、RA、糖尿病、甲状腺功能减退等。
- ✓ OA 累及关节并不均等，更倾向于累及指、趾、膝、髋、脊柱；很少累及肘、腕、踝。受累关节常不对称分布。若受累关节不典型，考虑继发因素。

诊断要点

- ✓ 影像学发现的严重程度和疼痛或功能受限程度无直接联系。
- ✓ 根据受累部位：

膝骨关节炎

- ✓ 以下 ≥3 条，敏感性 95%，特异性 69%：

年龄>50 岁	骨压痛
晨僵<30 分钟	骨性膨大
骨摩擦音	无关节发热

- ✓ 附加实验室及影像学检查可增加诊断特异性，但不增加敏感性，非诊断必需：
  - ■ ESR<40。
  - ■ RF<1：40。
  - ■ 关节腔积液提示 OA（清凉，黏性，WBC < 1000/mm^3）。
  - ■ 影像学骨赘形成。

手骨关节炎

✓ 以下≥3 条，敏感性 94%，特异性 87%：

   ■ 双手指间关节中≥2 个有骨性膨大。

   ■ ≥2 个远端指间关节（DIP）骨性膨大。

   ■ <3 个掌指关节（MCP）肿胀。

   ■ 双手指间关节中≥1 个有关节畸形。

✓ 影像学不能辅助手 OA 的诊断。

髋骨关节炎

✓ 髋关节痛，并且≥以下 2 条，敏感性 89%，特异性 91%
   （诊断需要影像学）。

   ■ ESR<20。

   ■ 影像学骨赘形成（股骨头或髋臼）。

   ■ 影像学关节间隙狭窄。

与 RA 鉴别诊断

RA 与 OA 鉴别要点

特征	RA	OA
受累手关节	MCP，近端指间关节（PIP）	DIP，PIP
症状	晨僵>30 分钟，活动后缓解	晨僵<30 分钟，活动后加重
关节检查	皮温高，压痛，滑膜增厚	硬，骨性；可能有 Heberden 结节（DIP）或 Bouchard 结节（PIP）
实验室检查	RF+和（或）抗 CCP 抗体+；ESR/CRP 升高；炎性关节腔积液（>1000 细胞/ml）	RF−；抗 CCP 抗体−；ESR/CRP 不高；非炎性关节腔积液（<1000 细胞/ml）
影像学特征	关节间隙均匀狭窄，骨质疏松，骨质破坏，关节半脱位，偏移	关节间隙不均匀狭窄，软骨下骨质硬化，骨赘形成，软骨下囊性变

治疗

✓ 治疗目的包括：缓解疼痛、改善生活质量，阻止和延缓关节破坏的发展，治疗方案应个体化。

一般治疗

✓ 减肥，加强关节周围肌肉锻炼。

✓ 物理治疗：热疗、水疗、针灸、推拿、按摩、牵引。

✓ 教育。

药物治疗

✓ 控制症状药

■ 镇痛药：对乙酰氨基酚、曲马多 。

■ NSAIDs（布洛芬，萘普生），COX-2 抑制剂（塞来昔布，美洛昔康）。

■ 局部用药：局部外用 NSAIDs 或关节腔内注射药物。关节腔内注射糖皮质激素，对膝关节骨关节炎、急性膝关节疼痛的治疗有益。

✓ 关节腔内注射透明质酸类制剂：对减轻关节疼痛、增加关节活动度、保护关节软骨有效。

✓ 口服氨基葡萄糖、硫酸软骨素等软骨保护剂有可能延缓 OA 发展并减轻症状。

✓ 老年人使用 NSAIDs 及 COX-2 抑制剂消化道及心血管不良反应发生率较高，应注意监测。

外科治疗

经内科治疗无明显疗效，病变严重及关节功能明显障碍的患者可以考虑外科治疗。

✓ 关节镜手术。

✓ 外科手术：截骨术、关节置换术等。

患者教育：

✓ 使患者了解本病为退行性病变，预后良好，消除老年患者思想负担。

✓ 教育患者避免对本病治疗不利的各种因素，建立合理的生活方式。如保护受累的关节，避免长久站立、跪位和蹲位、爬楼梯、不良姿势等。

✓ 合理运动，关节在非负重状态下进行活动，保持关节活动度，加强相关肌肉锻炼增加关节稳定性。

✓ 肥胖是 OA 的重要危险因素，应控制体重。

✓ 了解所用药物尤其是 NSAIDs 药物的不良反应。

转诊

✓ 需要关节腔内注射或症状与 RA 及其他免疫性疾病不好鉴别时转诊风湿免疫专科。

✓ 关节病变严重且关节功能明显障碍的患者转诊骨科评价手术必要性与可能性。

Bottom line

- 原发性 OA 是最常见的老年关节病，是关节置换手术的最常见病因。

- 非药物治疗是初次就诊且症状不重的患者的首选治疗方案。

推荐阅读

中华医学会风湿病学分会. 骨关节炎诊断及治疗指南. 中华风湿病学杂志，2010（14），6：416

Altman R，Hochberg M，Moskowitz R，et al. American College of Rheumatology Recommendations for the Medical Management of Osteoarthritis of the Hip and Knee. Arthritis Rheum，2000，43（9）：1905-1915

（牛婧雯　黄晓明）

类风湿关节炎

概述

✓ 类风湿关节炎（RA）是一种以侵袭性关节炎为主要表现的全身性自身免疫性疾病。

✓ 我国 RA 的患病率约为 0.2%～0.4%。女性多发，30～50岁是发病高峰。

✓ 病理表现为关节滑膜的慢性炎症、血管翳形成，并出现关节的软骨和骨破坏，最终可导致关节畸形和功能丧失。

症状与体征

✓ 关节症状：关节肿胀，疼痛，功能受限（PIP、MCP、腕、膝、踝、MTP、颈椎等）；晨僵≥1 小时。

✓ 体征：关节畸形，活动受限，肌肉萎缩，骨/软骨破坏：尺侧偏斜，天鹅颈，纽扣花。C1～C2 不稳。类风湿结节。

✓ 其他脏器受累症状与体征：

■ 肺脏：肺间质纤维化，肺 RA 结节，胸膜炎，胸腔积液，肺动脉高压。

■ 心脏：心包炎，心肌炎，RA 结节可造成瓣膜/传导病变。

■ 血管炎：指/趾坏疽，紫癜，白细胞破碎性血管炎。

■ 眼：巩膜炎，角膜炎，继发性眼干燥症。

■ 肾脏：膜性及系膜增生性肾小球肾炎，间质性肾炎，淀粉样变性。

实验室及影像学检查

✓ 类风湿因子（RF），阳性率 85%，特异性差。

✓ 其他自身抗体，如抗 CCP 抗体（抗环瓜氨酸肽抗体），AKA（抗角蛋白抗体），APF（抗核周因子抗体）等。

✓ 炎性指标：可有 ESR、C 反应蛋白（CRP）增高。

✓ ANA、抗 ENA 等：与其他风湿免疫病鉴别。

✓ 影像学检查：

■ X 线检查：关节周围骨质疏松，关节侵蚀，关节畸形

■ MRI：可用于早期诊断，显示滑膜增厚、骨髓水肿、

轻度关节面侵蚀。

诊断要点

✓ 对称性小关节肿胀伴晨僵。

✓ 放射学骨破坏或滑膜炎证据。

✓ 血清学指标支持。

鉴别诊断

✓ 骨关节炎：老年退行性病变，详见骨关节炎章。

✓ 痛风性关节炎：急性关节炎，好发部位为第 1 跖趾关节或跗关节。

✓ 血清阴性脊柱关节病：男性多发，非对称性下肢大关节肿痛。

✓ 其他弥漫性结缔组织病所致关节炎：SLE、舍格伦综合征等均可出现关节受累表现。

评估

评估目的：明确诊断，活动性评估及预后评估。

✓ 病史：关节症状，晨僵持续时间。其他系统受累症状，肺部受累比较常见，注意询问有无呼吸困难表现。

✓ 体格检查：关节全面查体（关节肿胀数目）、心肺查体、是否有类风湿结节、是否存在下肢水肿。

✓ 实验室检查：

  ■ 血、尿常规：合并慢性病贫血很常见。

  ■ 炎性指标：ESR、CRP、PLT 数目有助于判断病情活动程度。

  ■ RF、抗 CCP、ANA 等帮助诊断与鉴别诊断。抗 CCP 抗体效价与病情活动程度相关。

✓ 影像学：

  ■ 双手（双足）X 线。

  ■ 关节 MRI 或超声有助于早期诊断。

治疗

✓ 治疗目的在于控制病情，改善关节功能及预后，提高生活质量。

✓ 积极、早期、联合治疗，尤其是改善病情抗风湿药（DMARDs）的使用减少致残率。

✓ 药物治疗（见下表）：

- 非选择性 NSAIDs 或选择性 COX-2 抑制剂：缓解症状
- 糖皮质激素（关节腔注射或低剂量口服）：关节外症状、抗炎作用，同时补钙和维生素 D。
- DMARDs：甲氨蝶呤（MTX）、柳氮磺吡啶、来氟米特（LEF）、羟氯喹等，确诊后 3 个月内开始。首选 MTX。
- 植物制剂：雷公藤。
- 生物制剂：TNF-α 拮抗剂、IL-6 拮抗剂、抗 CD20 单抗等。

表：RA 门诊常用药物及不良作用。

分类	药物	用法	常见不良反应
NSAIDs	双氯芬酸	25~50mg Tid	胃肠道症状、消化道出血、肝肾功能损害等
	布洛芬	400~800mg Tid	
	美洛昔康	7.5~15mg Qd	
选择性 COX-2 抑制剂	塞来昔布	100~200mg Bid	胃肠道症状、心血管事件等
糖皮质激素	泼尼松	7.5~20mg Qd	骨质疏松、消化道出血、高血压、血糖异常等
DMARDs	MTX	7.5~15mg Qw	胃肠道反应、肝肾功能损害、骨髓抑制等
	LEF	10~20mg Qd	肝功能损害
植物制剂	雷公藤	10~20mg Tid	性腺抑制、肝功能损害
生物制剂	依那西普	50mg/w	输液反应、感染（用药前除外活动性肝炎、结核等）
	英夫利西单抗	3mg/kg/4~8 周	

✓ 外科治疗：滑膜切除术，人工关节置换术，关节融合术等。

患者教育

✓ 告知患者类风湿关节炎是一慢性致残性疾病，消除患者对 DMARDs 药物的恐惧，强调早期规律治疗。

✓ 加强肌肉锻炼有助于缓解症状、改善关节功能。

✓ 活动期（关节肿胀明显）注意休息，避免过度运动。

转诊

✓ 初治患者、关节外症状明显、治疗效果不佳者转诊风湿免疫专科。

✓ 关节破坏严重、畸形影响生活质量者转诊骨科。

Bottom line

- RA 是致残性关节炎，早诊断早治疗有助于改善预后。

- DMARDs 药物能延缓和控制病情进展，需早期使用。

- 肺间质纤维化、感染、血管炎等是常见 RA 引起死亡的原因，需引起重视。

推荐阅读

中华医学会风湿病学分会. 类风湿关节炎诊断与治疗指南. 中华风湿病学杂志，2010（14），4：265

Longo D，et al. Harrison's Manual of medicine，18th edition，Mc Graw-Hill Professional，2012

Sabatine MS. Pocket Medicine，4th edition. LWW，2010

（牛婧雯　黄晓明）

痛　风

概述

✓ 痛风是一种尿酸盐沉积导致的晶体相关性关节病。在我国的患病率约为 0.15%~0.67%。95%发生于男性。

✓ 痛风与高尿酸血症密切相关。高尿酸血症常伴发代谢综合征的其他表现，如糖尿病、高血压、高脂血症、肥胖等。

✓ 继发性痛风是由于肾功能不全、肿瘤（尤其是血液系统肿瘤）放化疗、药物等导致高尿酸血症引起。

症状与体征

✓ 急性发作单关节炎，24 小时内疼痛达峰，红、肿、热、痛明显，2 周内自行缓解。

✓ 最常累及第 1 跖趾关节，但足背、足跟、踝、膝、腕、肘等关节都可受累。可伴发热、寒战、头痛、恶心等全身症状及白细胞增高、血沉增快等。

✓ 部分发作有诱因，如饮酒、高嘌呤饮食、劳累等，也常常找不到诱因。

✓ 大部分未经治疗的患者在初次发作 2 年内复发，随病情进展发作频率增加，累及关节增多，症状持续时间延长，缓解期缩短。

✓ 肾脏受累表现，如肾结石、肾小管受累、肾功能不全等。

✓ 体征：急性期受累关节红肿灼热、皮肤紧绷、触痛明显、功能受限。慢性期耳郭、关节周围、跟腱、鹰嘴等部位可及痛风石。

诊断与鉴别诊断

✓ 痛风的诊断主要依靠临床，关节腔穿刺吸取物找到尿酸盐结晶为诊断的金标准。

✓ 鉴别诊断：

- 继发性痛风：肾衰竭、肿瘤、糖原累积病等。
- 假性痛风：老年人常见。
- 其他关节炎：感染性关节炎、血清阴性脊柱关节病等。

评估

✓ 病史：了解发作诱因、发作情况、受累关节、疼痛达峰时间、伴随症状及发作频率。肾脏受累表现。既往病史、饮食习惯、饮酒史、家族史等。

✓ 查体：血压，注意关节部位查体，痛风石等。

✓ 辅助检查：

■ 血、尿常规。

■ 肝肾功能及血尿酸，大部分患者为高尿酸血症，注意发作期血尿酸可能降至正常。

■ 血脂、血糖等代谢综合征评估。

✓ 尿酸盐检查：受累关节滑液或痛风石抽吸物偏振光显微镜下找到双折光的尿酸盐晶体是诊断痛风的金标准。

✓ 关节影像学：急性发作期软组织肿胀等改变对诊断价值不大。慢性反复发作患者可出现关节面破坏、关节间隙狭窄、骨质疏松等改变对诊断有帮助。对鉴别假性痛风有一定价值

✓ 泌尿系 B 超：尿路结石。

治疗

✓ 所有患者都需进行教育、调整生活方式和饮食结构等非药物治疗，这是痛风长期治疗的基础。

■ 严格戒酒，避免高嘌呤饮食。

■ 饮食调整，增加运动，控制体重。

■ 多饮水（>2000ml/d），碱化尿液，保证尿量。

A. 急性发作期治疗

✓ NSAIDS 药物为一线药物，用量较一般关节炎大（最大剂量 3~5 天或症状改善，减量再用 3~5 天）。注意肾功能不全、消化性溃疡、心功能衰竭禁用。

✓ 秋水仙碱有治疗及诊断双重作用，但不良反应多，限制了此药的使用。（1mg 起，每小时 0.5mg 直至症状缓解或出现腹泻等胃肠道反应，每日用量<6mg。）

✓ 糖皮质激素：用于 NSAIDS 有禁忌或效果不佳、秋水仙碱不耐受者，可以关节腔内注射、肌内注射或口服（泼尼松 30mg~60mg/d，5~7 天减停）。停药时可加用小剂量 NSAIDS。

✓ 急性发作期不开始进行降尿酸治疗，已服用降尿酸药物者发作时不需停用。

B. **降尿酸治疗**

✓ 降尿酸治疗指征：急性痛风复发（每年发作>2 次）、多关节受累、痛风石出现、慢性痛风石性关节炎、并发尿酸性肾病等。

✓ 治疗目标是使血尿酸<6 mg/dl。

✓ 应在急性发作平息至少 2 周后，从小剂量开始，逐渐加量。根据降尿酸的目标水平调整至最小有效剂量并长期甚至终身维持。

✓ 降尿酸药物：抑制尿酸生成药和促进尿酸排泄药。

  ■ 抑制尿酸生成：别嘌呤醇，100~300mg/d。不良反应：严重超敏反应综合征、骨髓抑制、胃肠道反应等。根据肾功能调整剂量。

  ■ 促进尿酸排泄药：苯溴马隆，25~100mg/d。肾功能不全（CCr<50ml）、有肾结石、痛风石患者禁用。

✓ 降尿酸的同时必须强调非药物治疗的重要性。

无症状高尿酸血症

✓ 与痛风、代谢综合征等疾病关系密切。

✓ 非药物治疗为主，目前无证据提示降尿酸治疗能获益。

患者教育

✓ 教育患者痛风为一慢性疾病，不加控制可影响关节功能甚至导致肾衰竭，引起患者重视。

✓ 强调戒酒、饮食、生活方式调整等非药物治疗的重要性，不能仅靠药物治疗。

✓ 急性发作期及时处理，受累关节制动休息，急性期不要立即开始降尿酸治疗。

✓ 降尿酸治疗用药规律，定期随诊监测。

转诊

✓ 需要关节腔注射的患者转风湿免疫科处理。

✓ 怀疑继发性痛风的患者（肾衰竭、肿瘤等）必要时转相应专科处理。

Bottom line

- 反复急性发作的单关节炎为痛风最常见的临床表现。
- NSAIDS 药物为急性发作的一线用药。
- 慢性患者降尿酸治疗的目标是血尿酸<6 mg/dl。

推荐阅读

中华医学会风湿病学分会. 原发性痛风诊治指南. 中华风湿病学杂志, 2004 (8), 3: 178

Longo D, et al. Harrison's Manual of medicine. 18th edition. McGraw-Hill Professional, 2012

Emmerson BT. The management of gout. N Engl J Med, 1996, 334 (7): 445-451

（黄晓明）

强直性脊柱炎

概述

✓ 强直性脊柱炎 (AS) 在我国患病率较高, 约为 0.3%。青年男性高发, 有家族聚集倾向。

✓ AS 的发病与 HLA-B27 密切相关, 在我国 AS 患者 HLA-B27 阳性达 90% 左右, 健康人群 HLA-B27 阳性率 2% ~ 7%, HLA-B27 无诊断特异性。

症状与体征

✓ 症状:

- 逐渐出现的腰背部或/及骶髂部疼痛, 晨僵, 久坐后加重, 活动后减轻。
- 外周关节肿痛, 非对称性下肢单关节或寡关节受累。
- 足跟痛、足底痛 (跟腱炎、跖底筋膜炎)。
- 全身症状轻微, 少数可有发热、消瘦、贫血等。
- 其他系统受累: 眼色素膜炎, 银屑病, 炎性肠病。

✓ 体征:

- 骶髂关节/椎旁肌肉压痛, 脊柱生理弯曲消失。
- 脊柱活动度受限。检查脊柱活动度及骶髂关节压痛方法: 枕墙距、胸廓活动度、Schober 试验、骨盆压痛、4 字试验。
- 膝关节肿痛、跟腱压痛。
- 晚期脊柱强直。

实验室及影像学检查

✓ 血沉、CRP 增快, 可有轻度贫血、免疫球蛋白增高。

✓ RF 阴性, HLA-B27 阳性, 但均无特异性。

✓ 影像学检查:

- 骶髂关节 X 线: 骶髂关节软骨下骨缘模糊, 骨质糜烂, 关节间隙模糊, 骨密度增高, 晚期关节融合。
- 脊柱平片: 晚期竹节样改变。
- 足跟 X 线: 跟骨骨质硬化。
- CT 或 MRI: 可用于早期诊断。

诊断要点

✓ 青年起病 (年龄<40 岁)。

- ✓ 炎性下腰痛（休息时加重，活动后好转）>3 个月。
- ✓ 家族史或 HLA-B27 阳性。
- ✓ 影像学提示骶髂关节炎。

鉴别诊断

- ✓ 椎间盘突出或椎管狭窄：病变限于脊柱，体力劳动者或外伤史，影像学帮助鉴别。
- ✓ 弥漫性特发性骨肥厚综合征（DISH）：老年男性，脊柱病变，韧带钙化，骶髂关节不受累。
- ✓ 髂骨致密性骨炎：中青年女性，多次妊娠或长期站立，髂骨硬化，不侵犯骶髂关节面。

治疗

- ✓ 治疗目的在于控制病情，防止脊柱变形，提高生活质量。
- ✓ 非药物治疗：
  - ■ 增强椎旁肌肉锻炼及增加肺活量。
  - ■ 生活中保持良好脊柱姿态。
  - ■ 物理治疗。
  - ■ 建议吸烟者戒烟，吸烟是预后不良危险因素之一。
- ✓ 药物治疗：
  - ■ 非选择性 NSAIDs 或选择性 COX-2 抑制剂：缓解症状。
  - ■ 生物制剂：TNF-α 拮抗剂。
  - ■ 柳氮磺吡啶，外周关节受累明显者也可用甲氨蝶呤。
- ✓ 外科治疗：晚期患者全髋关节置换术。

患者教育

- ✓ 患者疾病知识教育，有助于患者主动参与治疗并消除疾病恐惧心理。
- ✓ 合理和坚持进行体育锻炼，以取得和维持脊柱关节的最好位置，加强椎旁肌肉锻炼和肺活量锻炼，如游泳、瑜伽等。
- ✓ 站立时保持良好脊柱姿态。睡硬板床，多取仰卧位，枕头要低，一旦出现胸或颈椎受累应停用枕头。

转诊

- ✓ 诊断明确者转诊风湿免疫科制定治疗方案，尤其是生物制剂的使用选择。

✓ 晚期引起髋关节强直畸形的患者转骨科评估全髋关节置换手术指征。

Bottom line

- HLA-B27 对 AS 的诊断无特异性，HLA-B27 阴性不能排除 AS。
- AS 的非药物治疗尤其是椎旁肌肉锻炼对维持脊柱关节功能很重要。

推荐阅读

中华医学会风湿病学分会. 强直性脊柱炎诊断与治疗指南. 中华风湿病学杂志，2010（14），8：557-559

Longo D, et al. Harrison's Manual of Medicine, 18th edition. McGraw-Hill Professional, 2012

Sabatine MS. Pocket Medicine, 4th edition. LWW, 2010

（黄晓明）

2 型糖尿病

概述

✓ 随着中国社会经济的发展和国人生活方式的改变，2 型糖尿病在我国的发病呈逐年上升趋势，中华医学会糖尿病学分会最新资料显示，我国 20 岁以上成人糖尿病患病率平均为 9.7%，糖尿病前期（空腹血糖受损及糖耐量受损）患病率为 15%。中国已经成为全球糖尿病患者最多的国家。

✓ 糖尿病是冠心病的独立危险因素之一，其他常见并发症包括糖尿病视网膜病变、外周血管病变及糖尿病肾病等。

✓ 2 型糖尿病的病因是胰岛素抵抗和胰岛素相对缺乏。

筛查

✓ 超过 45 岁且 BMI>25 或有糖尿病危险因素的人群检查空腹血糖（FBG）或糖耐量试验（OGTT）筛查糖尿病。

2 型糖尿病危险因素

不可改变的因素	可改变的因素
年龄	空腹血糖受损或糖耐量受损
家族史	肥胖（BMI>24）
妊娠糖尿病病史或巨大儿（>4kg）生产史	血脂：HDL<35 或 TG>250
多囊卵巢综合征（PCOS）	外周血管病病史
	腹型肥胖（腰围 女>80cm，男>90cm）

症状与体征

✓ 典型三多一少症状：多饮、多食、多尿、体重下降。很多患者可以无任何症状。

✓ 其他器官受累表现，如视物模糊、手足麻木、腹胀、水肿等。

诊断

✓ 符合以下任何一条标准可诊断糖尿病：

- 至少 2 次随机血糖 ≥11.1mmol/L，不用做 OGTT 试验可直接诊断。
- 75g 糖口服糖耐量试验（OGTT）：空腹 ≥7.0mmol/L 或服糖水 2 小时后 ≥11.1mmol/L。
- 糖化血红蛋白：>6.5%（2010，ADA）

✓ 空腹血糖受损（IFG）及糖耐量受损（IGT）：

	空腹血糖 （mmol/L）	餐后 2 小时血糖 （mmol/L）
空腹血糖受损（IFG）	6.1~<7.0	<7.8
糖耐量受损（IGT）	<7.0	≥7.8~<11.1

评估

✓ 病史：症状（包括器官受累表现），饮食和生活习惯，烟酒嗜好，家族史等。

✓ 查体：身高、体重、腹围；血压；心肺查体；下肢水肿；足背动脉搏动；周围神经。

✓ 辅助检查：血常规，尿常规，肝肾功能，血脂，8 小时尿微量白蛋白，糖化血红蛋白（3 个月 1 次）。

✓ 每年眼科查眼底。

治疗

✓ 糖尿病的治疗是一综合治疗方案，包括降糖、降压、调脂、抗凝、控制体重和改善生活方式等治疗措施以及患者教育、血糖监测、饮食、运动、心理调节等管理措施。

✓ 降压、调脂治疗参见高血压和血脂异常章节。

✓ 建议阿司匹林 75~100mg 预防冠心病。

✓ 血糖控制目标：糖化血红蛋白（A1c）≤7.0%，FBG<6.1mmol/L，PBG<8mmol/L。

✓ 治疗阶段

- 第一阶段：改变生活方式（控制饮食及锻炼）+双胍类药物：

每日锻炼至少 40 分钟，适当控制饮食（转诊营养科）。

	A1c 降幅	优势	注意事项
国产二甲双胍片/格华止 500mg qd→500mg bid →1g bid, 1~2 个月	1%~2%	不增体重	GI 不良反应, 乳酸酸中毒 (罕见)。肝肾功能不全、慢性心力衰竭患者禁用

■ 第二阶段：磺脲类药物、基础胰岛素、噻唑烷二酮类药物

		A1c 降幅	优势	注意事项
磺脲类药物 格列吡嗪 5mg qd → 5mg bid → 10mg bid	作为联合用药	1%~2%	费用低	低血糖、增加体重。严重肝肾功能不全禁用
基础胰岛素 甘精胰岛素 10IU/d	作为第 2 种或第 3 种联合用药	1.5%~2.5%	最有效、无剂量限制、改善血脂	低血糖, 增加体重, 需要注射及血糖监测
噻唑烷二酮 15mg qd → 每 15mg qd 加量, 直至 45mg qd	作为第二种或第三种联合用药的替代	0.5%~1.4%		引发心脏病风险, 增体重、费用高。心力衰竭、活动性肝病禁用。 【注】是胰岛素增敏剂, 因此只降餐后血糖, 不降餐前血糖

常见联合用药:

1st	2nd	3rd
二甲双胍	磺脲类药物	
二甲双胍	基础胰岛素	

可加第三种口服药，但此时应尽快开始胰岛素治疗（有效、费用相对低）

■ 第三阶段：胰岛素

适应证：口服降糖药控制不佳、围术期、妊娠期糖尿病、酮症酸中毒等特殊情况。

常用胰岛素种类与起效时间

	举例	起效时间	达峰时间	体内存留时间
超短效	赖脯胰岛素	<15 分钟	1~2 小时	<6hr
短效	普通胰岛素	0.5~1 小时	2~4 小时	5~8 小时
中效	中效低精蛋白锌人胰岛素（NPH）	1~2 小时	6~10 小时	12+小时
长效	甘精胰岛素	1~1.5 小时	无峰	12~24 小时
预混	优泌林 70/30 诺和锐 30			

非强化治疗：每日两针预混胰岛素（诺和锐 30）

强化治疗：每日 3 次餐前胰岛素、睡前 1 针中效胰岛素。

■ 其他药物：

	A1c 降幅	优势	注意事项
α 糖苷酶抑制剂	0.5%~0.8%	不增体重	胃肠道不良反应。慢性肠道疾病、肝硬化患者禁用，肾功能不全者慎用
格列奈类	1%~1.5%	作用时间短	低血糖，增加体重，费用高

患者教育

✓ 让患者认识糖尿病及糖尿病并发症的危害，强调并鼓励
  高依从性，计划安排长期随诊。

✓ 可转诊至营养科门诊接受生活方式宣教。

✓ 指导患者正确使用血糖仪、胰岛素笔、胰岛素泵。

✓ 了解低血糖的临床表现和危害，随身携带糖块以防低血
  糖反应。

✓ 指导足部护理原则，保持足部清洁干燥。

✓ 病人自我监测：

  ■ 血糖监测：对于血糖控制不佳、需要调整药物用量
    的患者，需测空腹、睡前及餐前餐后血糖。对于血
    糖控制较好的患者，每月监测 1 次空腹及三餐后血
    糖即可。

  ■ 胰岛素用量监测：可根据血糖微调胰岛素用量。

  ■ 食谱监测。

  ■ 记录血糖、胰岛素及食谱情况，随诊时供医生参考。

✓ 鼓励患者参加病友会或社区宣教活动。

✓ 每年注射流感疫苗。

转诊

✓ 血糖控制不佳的患者转诊内分泌专科门诊处理。

✓ 每年 1 次眼科常规眼底检查。

✓ 出现脏器并发症需要专科处理时转相应专科，如冠心病、
  眼底出血、糖尿病肾病等。

✓ 出现足部溃疡时及时外科处理。

Bottom line

• 有危险因素者筛查早期发现血糖异常。

• 患者教育对于糖尿病的治疗和控制很重要，从有
  高危因素开始就要进行患者教育。

• 有胰岛素治疗指征的患者鼓励尽早进行胰岛素治
  疗。

推荐阅读

Yang W, Lu J, Weng J, et al. Prevalence of diabetes among men and women in China. N Engl J Med, 2010, 362: 1090-1101

中华医学会糖尿病学分会. 中国 2 型糖尿病防治指南 (2010 年版). 北京大学医学出版社, 2011

(曲木诗玮　黄晓明)

骨 质 疏 松

概述

✓ 骨质疏松是一退化性疾病，随年龄增长患病风险增加。我国 50 岁以上人群骨质疏松总患病率女性为 20.7%，男性为 14.4%。

✓ 骨质疏松骨折是骨质疏松最严重的后果，常见部位为脊椎、髋部和前臂远端，导致老年人生活质量下降，病残率和病死率都很高。

✓ 骨质疏松及其导致的骨折治疗护理费用高昂，给社会和家庭造成很重的经济负担。

症状与体征

✓ 除部分严重患者可有全身骨痛、乏力等症状外，大多数骨质疏松患者无任何临床症状，直至发生骨折。

✓ 椎体压缩性骨折和出现脊柱变形。

✓ 髋、桡骨或尺骨远端、肱骨近端发生脆性骨折（低能量或非暴力骨折）。

骨质疏松的危险因素

✓ 固有因素：

- 高龄。
- 女性绝经。
- 家族史。

✓ 非固有因素：

- 低体重。
- 性腺功能低下。
- 生活方式：吸烟、饮酒、饮过多咖啡、体力活动缺乏、钙或维生素 D 缺乏等。
- 影响骨代谢的疾病及药物。

✓ 骨折的常见危险因素［骨折风险预测简易工具（FRAX）可计算 10 年发生骨质疏松骨折的概率］：

- 年龄、性别。
- 低骨密度、低体重。
- 既往脆性骨折史、父母髋部骨折史。
- 接受糖皮质激素治疗超过 3 个月。

- 吸烟、过量饮酒。
- 合并其他引起骨质疏松的疾病。
- 合并类风湿关节炎。

诊断和鉴别诊断

✓ 双能 X 线吸收法（DXA）骨密度测定：T 值适用于绝经后妇女和大于 50 岁男性；Z 值适用于儿童、绝经前妇女及小于 50 岁男性。T<-2.5 或 Z<-2.0 或临床发生脆性骨折可诊断骨质疏松。T<-2.5 合并脆性骨折可诊断为严重骨质疏松。

诊断	T 值
正常	T 值>-1.0
骨量低下	-2.5≤T 值<-1.0
骨质疏松	T 值<-2.5
严重骨质疏松	T 值<-2.5 合并脆性骨折

✓ 鉴别诊断
- 多发骨髓瘤。
- 骨软化症。
- 慢性肾病或胃肠病。
- 椎体退行性变。
- 风湿性疾病如类风湿性关节炎、骨关节炎等。
- 遗传性疾病如马方综合征、成骨不全等。
- 原发性甲状旁腺功能亢进。
- 骨转移瘤。

评估

评估目的：明确是否为骨质疏松，寻找病因，排查继发性骨质疏松，评估程度及合并症。

✓ 病史：年龄；性别；体重；疼痛；脊柱变形；非暴力骨折史；糖皮质激素等用药史；吸烟酗酒史；饮食习惯；户外活动；（女性）月经史；（男性）是否有性欲低下；家族史。

- ✓ 查体：BMI；甲状腺；脊柱四肢畸形和叩痛等。同时关注低视力、平衡能力、步态畸形、下肢肌力弱等易致跌倒的情况。
- ✓ 常规检查：血常规，尿常规，肝肾功能和血钙磷，碱性磷酸酶，血清蛋白电泳。
- ✓ X 线骨骼相：头颅、四肢、脊柱、骨盆。
- ✓ 双能 X 线吸收法（DXA）骨密度测定。
- ✓ 根据临床考虑选择针对性检查：血沉；性激素；25-羟 D 和 1，25-双羟 D；PTH；尿钙磷；甲状腺功能；氢化可的松水平；血气；血尿轻链；肿瘤标志物；核素骨扫描；骨髓穿刺/骨活检等。

图：骨质疏松诊断流程图

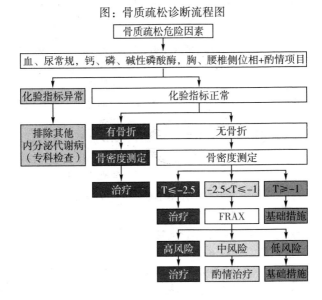

治疗

- ✓ 调整生活方式
    - ■ 均衡膳食。
    - ■ 适当户外活动和日照。
    - ■ 体育锻炼和康复治疗。

- 戒烟限酒。
- 慎用影响骨代谢药物。
- 采取防跌倒措施；加强自身和环境保护措施。

✓ 骨健康基本补充剂
- 钙剂（每日补充元素钙500~600mg）。
- 维生素D（成人每日200单位；老人每日400~800单位）。

✓ 抗骨质疏松药物：双膦酸盐、降钙素、甲状旁腺激素、（女性）雌激素补充、选择性雌激素受体调节剂（SERMs）、锶盐、活性维生素D及其衍生物、维生素K$_2$等。其中双膦酸盐是骨质疏松的一线治疗药物。

药物	特点	副作用
双膦酸盐	抑制破骨细胞引起的骨吸收	反流性食管炎、流感样反应（静脉用）、非典型骨折
降钙素	抑制破骨细胞，缓解骨痛	面部潮红、恶心、过敏等
甲状旁腺激素	小剂量促进骨形成	总体耐受好，肿瘤患者避免使用，不主张长时间使用（>18个月）
锶盐	同时抑制骨吸收和促进骨形成	过敏反应，DVT风险
活性维生素D及其衍生物	促进骨形成抑制骨吸收，增加老年人肌力	过量引起中毒，高血钙/高血磷
雌激素	抑制骨吸收，心血管保护作用，改善绝经症状	增加妇科肿瘤发生风险、体重增加、血栓等
SERMS	抑制骨吸收，不刺激乳腺和子宫	轻度增加DVT风险
维生素K$_2$	促进骨形成，兼有抑制骨吸收作用	过敏反应等，禁用于使用华法林患者

✓ 药物治疗选择原则及注意：
- 注意评价潜在不良反应和治疗获益间的平衡。
- 联合用药：骨吸收抑制剂或骨形成促进剂应与钙剂和维生素 D 联用。
- 不应同时应用相同作用机制的药物。
- 6~12 个月随诊骨密度。

✓ 康复治疗：医学指导下的负重运动及阻抗运动。
- 运动形式：快步走、哑铃操、举重、划船运动、蹬踏运动。
- 运动强度：负重运动 4~5 次/周；抗阻运动 2~3 次/周。

患者教育

✓ 坚持补充钙剂和维生素 D。

✓ 均衡膳食、戒烟限酒、适量运动。

✓ 对患者家属的教育：加强看护，防止跌倒。

转诊

✓ 具有外科处理指征者转骨科。

✓ 多发骨髓瘤转血液科。

✓ 骨软化症及原发甲状旁腺功能亢进患者转内分泌科。

✓ 骨转移瘤应明确原发肿瘤，并转相应科室。

Bottom line
- 老年人和有其他多个危险因素者可行骨密度检查明确是否有骨质疏松。
- 注意筛查引起继发性骨质疏松的原因。
- 所有骨质疏松患者注意宣教，如戒烟、适当运动、预防跌倒等。
- 骨质疏松的基础治疗为补充钙和维生素 D。
- 双膦酸盐是骨质疏松的一线治疗药物。

推荐阅读

中华医学会骨质疏松和骨矿盐疾病分会. 原发性骨质疏松症诊治指南（2011 年）. 中华骨质疏松和骨矿盐疾病杂志，2011（4），1：2

Eastell R. Treatment of postmenopausal osteoporosis. N Engl J Med，1998，338：736-746

South-Paul JE. Osteoporosis：part Ⅰ. Evaluation and assessment. Am Fam Physician，2001，63：897-904

South-Paul JE. Osteoporosis：part Ⅱ. Pharmacologic and nonpharmacologic treatment. Am Fam Physician，2001，63：121-1128

（舒　畅　黄晓明）

甲状腺结节

概述

✓ 甲状腺结节非常常见，患病率约为 4%~7%，慢性甲状腺炎、甲状腺腺瘤、结节性甲状腺肿较常见。其中恶性结节只占不到 1%。

✓ 以下人群中甲状腺结节的恶性比例偏高：

- 儿童及 30 岁以下年轻人。
- 60 岁以上老人。
- 甲状腺癌家族史。
- 头颈部放疗史。

症状与体征

✓ 一般无症状，查体偶然发现。

评估

目的：除外甲状腺癌等恶性结节，评估可能合并的甲状腺功能异常（甲状腺功能亢进或甲状腺功能减退）。

✓ 病史：年龄；性别；生活地区；饮食；肿物大小；生长速度；是否合并淋巴结肿大；有无压迫等症状；有无甲状腺功能亢进或甲状腺功能减退表现；既往甲状腺疾病史；头颈放疗史；（女性）妊娠史；家族史。

✓ 查体：血压；心率；BMI；浅表淋巴结；甲状腺；心肺查体；胫前黏液水肿。

✓ 常规检查：血常规；肝肾功电解质；甲状腺功能（TSH、T_3、T_4、FT_3、FT_4）；甲状腺抗体（TPOAb、TRAb）。ECG。

✓ 甲状腺 B 型超声，必要时可行颈部 CT 平扫明确结节大小。

✓ 甲状腺核素扫描可能有助于诊断。

✓ 可触及的结节、临床信息或超声特征可疑的、大于 10 mm 的甲状腺结节建议实施超声引导下甲状腺细针穿刺（FNA）活检和细胞学检查。

鉴别诊断

✓ 结节性甲状腺肿：女性多见，多见于缺碘的地方性甲状腺肿流行区，甲状腺多发无痛质韧结节。

✓ 慢性淋巴细胞性甲状腺炎：女性多见。临床早期表现为甲状腺功能亢进，后期腺体细胞破坏、纤维化，表现为甲状腺功能减退。TGAb、TPOAb 等自身抗体阳性。

- ✓ 甲状腺腺瘤：单发结节、稍硬、表面光滑。部分有功能腺瘤可合并甲状腺功能亢进。
- ✓ 甲状腺癌：甲状腺内肿块，质硬而固定，表面不平。可触及肿大的淋巴结。

治疗

- ✓ 怀疑恶性结节者需外科治疗。
- ✓ 伴甲状腺功能异常者按甲状腺功能亢进或甲状腺功能减退处理。
- ✓ 缺碘地区结节性甲状腺肿宜多食含碘食物。
- ✓ 良性甲状腺结节不需治疗。

患者教育

- ✓ 定期临床和超声随访。
- ✓ 必要时行手术治疗。

转诊

- ✓ 可疑甲状腺癌、结节性甲状腺肿有手术指征者转基本外科处理。
- ✓ 如合并甲状腺功能异常治疗效果不佳者可转诊内分泌专科处理。

Bottom line

- 大部分甲状腺结节为良性。
- 评估的主要目的为除外恶性结节及甲状腺功能异常。

推荐阅读

AACE/AME/ETA Thyroid Nodule Guidelines. Endocr Pract, 2010, 16 (Suppl 1)

Hegedus L. Clinical practice. The thyroid nodule. N Engl J Med, 2004, 351: 1764

（舒 畅 黄晓明）

甲状腺功能减退

概述

✓ 我国甲状腺功能减退的患病率为 6.5% 左右，其中亚临床甲状腺功能减退 5.6%。女性常见。

✓ 最常见的病因是桥本甲状腺炎（慢性甲状腺炎）。

✓ 起病于胎儿或新生儿称为呆小病，起病于青春期发育前儿童称为幼年型甲状腺功能减退，起病于成年称为成年型甲状腺功能减退。

症状与体征

✓ 主要症状

- 早期表现：疲乏，肌无力，关节痛，肌颤，怕冷，便秘，皮肤干，头痛，月经过多，不孕，反应迟钝，抑郁。

- 晚期表现：体重增加，无汗，周围水肿，味觉和嗅觉减退，呼吸困难。

✓ 主要体征

- 窦性心动过缓，低体温，甲状腺肿，头发干燥、稀疏、脆弱，指甲脆弱，四肢肌肉松弛、反射减弱，眶周水肿，黏液性水肿，心脏扩大，语速慢，皮肤干冷。

✓ 老年人症状与体征常常都不典型。

评估

✓ 病史：甲状腺功能减退常见症状，女性月经史，家族史。

✓ 查体：体温；甲状腺；心肺查体；下肢水肿；神经系统。

✓ 实验室检查

- 血 TSH，FT_4，FT_3，TT_4，TT_3，rT_3（TSH 是诊断甲亢最重要的指标）。

- 血脂：TG↑，LDL-C↑。

- TPOAb（+），TgAb（+）提示桥本甲状腺炎。

- ANA，抗 ENA 除外结缔组织病。

✓ 甲状腺 B 超。

鉴别诊断

✓ 慢性甲状腺炎：最常见的引起临床甲状腺功能减退的原

因。免疫相关，TPOAb（+），TgAb（+），甲状腺弥漫性肿大、质韧、无压痛，病程中多有一过性甲状腺功能亢进。

- ✓ 碘缺乏：地方病。
- ✓ 亚急性甲状腺炎：病毒感染后，甲状腺弥漫肿大，压痛，自限病程，初为一过性甲状腺功能亢进，后可表现为一过性甲状腺功能减退。
- ✓ 甲状腺手术后或^{131}I治疗后。
- ✓ 药物：锂，丙硫氧嘧啶，甲巯咪唑，胺碘酮，造影剂，α-干扰素，IL-2。
- ✓ 其他少见原因：如淋巴瘤，肿瘤替代甲状腺组织；垂体或下丘脑疾病引起继发甲状腺功能减退。

治疗

- ✓ 需终生替代治疗。
- ✓ 长程替代治疗不宜选用甲状腺片，一般使用 L-T$_4$。
- ✓ 用量因人而异，从小剂量初始（尤其是老年人），每4~6周逐渐加量。一般剂量为 L-T$_4$ 25~150μg/d。
- ✓ 以血 TSH 正常为标准，维持治疗每年复查 TSH。
- ✓ L-T$_4$ 与多种药物有相互作用，建议单独空腹使用。
  - 会增加某些抗凝药（华法林）及抗癫痫药物（苯妥英钠）血药浓度。
  - 利福平、苯妥英钠会加速 L-T$_4$ 代谢。

亚临床甲状腺功能减退

- ✓ 定义：TSH↑，FT$_4$ 正常，排除其他可能引起 TSH 升高的原因。
- ✓ 可转为临床型甲状腺功能减退，TSH 越高者转为临床型甲状腺功能减退的可能性越大，建议定期复查甲状腺功能。
- ✓ 是否需替代治疗亚临床甲状腺功能减退目前尚无很好证据，TSH>10 的患者或妊娠妇女治疗可能获益。

患者教育

- ✓ 甲状腺功能减退需长期终身替代治疗。
- ✓ L-T$_4$ 与多种食物药物有相互作用，应早餐前空腹使用。

转诊

✓ 怀疑黏液性水肿昏迷的患者及时转至急诊处理。

✓ 治疗效果不佳的患者、孕妇或准备妊娠的妇女、合并其他内分泌疾病的患者转诊至内分泌科专科处理。

> **Bottom line**
> - TSH 增高，FT_4 降低提示原发性甲状腺功能减退。
> - $L-T_4$ 与多种药物有相互作用。
> - $L-T_4$ 需从小剂量起用，缓慢逐渐加量。
> - 亚临床甲状腺功能减退注意随诊，是否替代治疗有争议。

推荐阅读

Cooper DS. Subclinical hypothyroidism. N Engl J Med, 2001, 345: 512-516

Clinical Guidelines Part 2: Screening for thyroid disease: an update. Ann Intern Med, 1998, 129: 122-158

（陆 慧 黄晓明）

甲状腺功能亢进

概述

✓ 我国甲状腺功能亢进患病率为 3.7% 左右，女性常见。

✓ 最常见的病因：弥漫性毒性甲状腺肿（Graves 病）

症状与体征

✓ 主要症状：

- 焦躁，心悸，失眠，肌颤。
- 乏力，怕热，多汗，消瘦。
- 肠蠕动加快，食欲亢进，大便次数增多。
- 月经稀少。
- 眼内异物感、畏光、流泪、眼痛、突眼、复视。

✓ 主要体征：

- 甲状腺肿大，甲状腺震颤，心动过速，房颤，静止时震颤，皮肤湿热，毛发细软，指甲剥离，生理反射亢进

- 甲状腺功能亢进眼征：双眼球突出，上眼睑挛缩，眼裂增宽（Dalrymple 征），上眼睑移动滞缓（von graefe 征），瞬目减少（Stellwag 征），下视露白（Graefe 征），集合运动减弱（Mobius 征），上视无额纹（Joffroy 征），眶周水肿

✓ 老年人症状与体征常常都不典型，称为淡漠型甲状腺功能亢进。

评估

✓ 病史：甲状腺功能亢进常见症状，女性月经史，家族史。

✓ 查体：血压；甲状腺；心肺查体；神经系统。

✓ 实验室检查

- 血 TSH，FT_4，FT_3，TT_4，TT_3，rT_3（TSH 是诊断甲状腺功能亢进最重要的指标）

- 血常规，肝肾功能指导治疗选择。

- TRAb（TSH receptor antibody）（+）提示为 Graves 病，Graves 病还可以出现 ANA 等抗体。

- TPOAb（+），TgAb（+）提示桥本氏甲状腺炎。

✓ 甲状腺摄 ^{131}I 率：Graves 病时升高，亚急性甲状腺炎时

降低。

✓ 甲状腺 B 超。

鉴别诊断

✓ Graves 病：甲状腺功能亢进最常见的病因，中青年女性，甲状腺弥漫性肿大，眼征（+），胫前黏液性水肿，80% 的患者 TRAb（+）。

✓ 甲状腺自主功能腺瘤：单个结节为 Plummer 病（患者年龄较轻），多结节为多结节毒性甲状腺肿（患者年龄较大，碘缺乏地区常见）。

✓ 亚急性甲状腺炎：病毒感染后，甲状腺弥漫肿大，压痛，可伴发热、炎性指标增高。为自限性病程，甲状腺功能亢进后多伴一过性甲状腺功能减退。

✓ 桥本甲状腺炎（慢性甲状腺炎）：免疫相关，TPOAb（+），TgAb（+），甲状腺弥漫性肿大、质韧、无压痛，一过性甲状腺功能亢进后长期甲状腺功能减退。

✓ 碘甲状腺功能亢进：与过量摄碘、药物有关。

✓ 药物：胺碘酮，造影剂，α-干扰素，锂，IL-2 等。

✓ 其他少见原因：垂体 TSH 瘤，卵巢甲状腺肿伴甲状腺功能亢进，副瘤综合征，HCG 相关性甲状腺功能亢进。

治疗

✓ 高热量、高蛋白、高维生素、低碘饮食，适当休息。

✓ 镇静剂。

✓ Graves 病

　■ 普萘洛尔控制心率。

　■ 抗甲状腺药物：甲基硫氧嘧啶 MTU，丙基硫氧嘧啶 PTU，甲巯咪唑 MM，他巴唑 CMZ，注意不良反应，如粒细胞减少，药疹，肝损害/中毒性肝炎，定期查血常规、肝肾功。PTU 可引起丙嘧相关血管炎。

　■ ^{131}I 治疗：除孕妇和儿童外均可采用，复发率比药物治疗低，最主要不良反应为甲状腺功能减退。

　■ 手术：适用于孕妇、药物治疗失败、甲状腺明显肿大压迫气道等。复发率最低。主要并发症有甲状旁腺功能减退、喉返神经损伤、甲状腺功能减退等。

　■ Graves 眼病：激素，球后放射治疗。

✓ 甲状腺自主功能腺瘤

- 单发：手术或^{131}I治疗。
- 多发：首选^{131}I治疗。

患者教育

✓ 甲状腺功能亢进是一慢性疾病，药物治疗至少维持1~1.5年。

✓ 与患者沟通不同治疗方案的利弊，选择最适合患者的治疗方案。

转诊

✓ 怀疑甲状腺功能亢进危象的患者及时转至急诊处理。

✓ 针对患者选择的治疗方案转诊至相应科室，如内分泌科、核医学科、外科等。

✓ 严重突眼者转至眼科处理。

Bottom line

- TSH降低是诊断甲状腺功能亢进最重要的指标。
- 老年患者症状不典型，容易误诊。
- TRAb和摄^{131}I率对于病因的诊断意义很大。
- 药物治疗有大约50%的复发率。

推荐阅读

Vanderpump MP, et al. Consensus statement for good practice and audit measures in the management of hypothyroidism and hyperthyroidism. BMJ, 1996, 313: 539-544

（陆　慧　黄晓明）

代谢综合征

概述

✓ 代谢综合征（MS）是一组以肥胖、高血糖、血脂异常、高血压等代谢相关危险因素的组合，这些因素直接与冠心病与 2 型糖尿病的发病相关。

✓ 我国 MS 的患病率大约为 9%～12%，随年龄增长而增高。

✓ 生活方式干预是控制 MS 最主要的方法。

诊断

✓ 根据国际糖尿病联盟 2005 年诊断标准：

■ 中心性肥胖（中国人群为男性腰围≥90cm，女性腰围≥80cm）。

■ 合并以下四项指标中任二项：

（1）三酰甘油（TG）水平升高：>150mg/dl（1.7mmol/L），或已接受相应治疗；

（2）高密度脂蛋白－胆固醇（HDL-C）水平降低：男性<40mg/dl（0.9mmol/L），女性<50mg/dl（1.1mmol/L），或已接受相应治疗；

（3）血压升高：收缩压≥130mmHg 或舒张压≥85mmHg，或已接受相应治疗或此前已诊断高血压；

（4）空腹血糖（FPG）升高：FPG≥100mg/dl（5.6mmol/L），或此前已诊断 2 型糖尿病或已接受相应治疗。

✓ 代谢综合征的临床意义在于就诊患者在发现肥胖、血糖、血脂代谢异常和高血压之一时，要考虑到剩下的几项是否有异常，从而进行全面的检查和评估，并指导患者通过改善生活方式达到预防冠心病和糖尿病的目的。

评估

评估目的：完善心血管和糖、脂代谢评估，评价靶器官损害情况。

✓ 病史：中心性肥胖、何时达峰值体重（提示胰岛素抵抗最严重的时期）、糖尿病、冠心病、高脂血症、肾脏疾病、睡眠呼吸暂停综合征（OSAS）等其他慢性疾病史；吸烟史；生活习惯（高脂肪高热量饮食、饮食缺乏蔬菜水果、缺乏运动、心理压力等）；家族史。

- ✓ 查体：腰围；BMI；血压；心肺查体；颈部及腹部血管杂音。
- ✓ 常规检查：血常规；尿常规；血生化（空腹血糖、尿酸、肌酐、hs-CRP）；血脂；OGTT；HbA1c；ECG。
- ✓ 靶器官评价：UCG，颈动脉超声，眼底检查，微量白蛋白尿，尿常规蛋白阳性者查尿蛋白定量。

治疗

- ✓ 总目标：血糖、血压、血脂和体重达标。
- ✓ 主要为生活方式改变：减轻体重；低盐饮食；增加运动；戒烟；减轻精神压力。
- ✓ 一级干预：代谢综合征患者应该特别关注健康的生活方式。
  - 逐渐控制能量摄入（在第 1 年内使体重下降 5%~10%）。
  - 逐渐增加体育锻炼。
  - 改变饮食结构。
- ✓ 二级干预：对于生活方式干预效果不佳或有发生心血管疾病的高危人群，必须采用药物治疗进行二级干预。目前的方法是对代谢综合征所包括的各种组成进行治疗，减少相互作用的各种危险因素，最终到达降低心血管疾病和糖尿病发生风险的目的。
  - 他汀类药物调节血脂。
  - ACEI/ARB 控制血压。
  - 改善血糖和胰岛素抵抗：双胍类、噻唑烷二酮类。

患者教育

- ✓ 让患者了解代谢综合征发展的结果：心血管疾病和糖尿病，生活质量降低，因此必须积极控制。
- ✓ 养成良好生活习惯胜过药物干预：合理膳食、适量运动、戒烟限酒、心理平衡。
- ✓ 体重完全达标非常困难，目标是持久降低 5%~15%。

转诊

- ✓ 严重肥胖者转诊营养科、内分泌科及外科协同处理。

> **Bottom line**
> - 代谢综合征的发病机制是胰岛素抵抗，最主要的临床特征是腹型肥胖。
> - 代谢综合征的防治重点是预防冠心病和 2 型糖尿病的发生。

推荐阅读

Eckel RH, et al. The metabolic syndrome. Lancet, 2005, 365: 1415

RK Simmons, et al. The metabolic syndrome: useful concept or clinical tool? Report of a WHO Expert Consultation. Diabetologia, 2010, 53 (4): 600

中华医学会糖尿病学分会代谢综合征研究协作组. 中华医学会糖尿病学分会关于代谢综合征的建议. 中华糖尿病杂志, 2004 (12), 3: 156-161

（舒　畅　黄晓明）

医学不能解释的躯体症状（MUS）

症状与体征

✓ 常见症状涉及各个系统。多种症状并存可能被诊断为某个功能性疾病综合征，多个综合征的表现也可以重叠出现。

- 背痛、关节痛、肢端痛、头痛——纤维肌痛综合征
- 疲倦、乏力、睡眠障碍、注意力不集中——慢性疲劳综合征
- 食欲不振、体重改变、坐立不安、反应迟钝——抑郁的躯体症状
- 胸痛、气短、心悸、头晕、咽部异物感、麻木——躯体性焦虑，不典型胸痛、过度换气综合征、癔球综合征
- 恶心、腹泻、腹胀/胀气、便秘、腹痛——肠易激综合征、消化不良
- 骨盆痛、性交痛、痛经、尿痛、尿潴留——慢性骨盆痛

✓ 体格检查在客观上无异常发现。

评估

✓ 病史

- 患者具有上述多种症状，反复就医、辗转就诊于多个科室，进行各种检查而又未获明确诊断的历史，高度提示本病的可能性。
- 患者常表现为疑病，反复就医仍不能解除、或只能短暂减轻对躯体疾病的担心。
- 患者对疾病归因错误，否认或难以接受社会心理冲突是致病主要原因。
- 追溯病史往往可找到对发病影响重大的心理、社会因素，包括应激事件、人际关系、成长经历、家庭背景等，其致病的精神因素与以心理症状为主要表现的精神障碍患者相似。

✓ 体格检查

- 必须进行全面细致的查体，对于除外器质性疾病和

与患者建立良好的医患关系都具有重要意义。

- 查体无明显异常发现。

✓ 辅助检查
- 可以定期进行基本的体检，酌情完善检查，但应避免无限制地进行各种检查。

✓ 除外器质性疾病，并应与抑郁症、焦虑症等精神性、心理性疾病鉴别。

治疗

✓ 承认患者的痛苦，不说"你没病，你的症状是想出来的/你有心理疾病。"

✓ 建立良好的医患关系，建立信任感是治疗成功的前提。

✓ 分三步帮助患者进行重归因
- 详细询问病史，全面细致地进行查体，提供情感支持，完善必要的辅助检查。
- 与患者讨论，听取患者对症状的理解和对诊疗的期待，并将检查结果反馈给患者。
- 尝试引导患者将症状与压力、生活状态等心理社会因素联系起来（图1）。

✓ 重归因模式成功建立后酌情进行进一步的心理治疗。

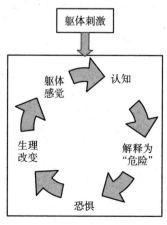

图 1 恐惧感的恶性循环

转诊

✓ 部分轻症患者在普通门诊经过恰当的心理教育后可以缓解，不能缓解者需转诊至心理医学科（心身医学科）。

✓ 在普通门诊的医生不仅要学习识别 MUS 患者，而且要学习一些心身医学基本技能才可能将患者成功转诊至心理医学科。

患者教育

✓ 疾病归因应包括身心两方面，有症状不代表即有躯体疾病。

✓ 注意力从"我必须找到病因"转移至"我如何改善不舒服"会改善症状体验。

✓ 治疗中自身的努力非常重要，发挥自己的主观能动性，可以尝试"转移注意力"、"症状日记"等方法。

Bottom line

● 医生需要转变观念，学习以生物-心理-社会医学模式为指导接诊患者，提高沟通技能。

● 接纳而不否定，不怀疑患者症状体验的真实性。

● 以患者为中心的接诊模式，建立伙伴式的医患关系，在诊治过程中发挥患者自身的主观能动性。

推荐阅读

Burton C. Beyond somatisation: a review of the understanding and treatment of medically unexplained physical symptoms (MUPS). Br J Gen Pract, 2003, 53 (488): 231-9

Smith RC, et al. Treating patients with medically unexplained symptoms in primary care. J Gen Intern Med, 2003, 18 (6): 478-89

吴文源. 心身医学基本技能. Asia-Link project VN2009. 武汉: 同济大学出版社, 2009

（沙 悦）

第二部分

内科门诊常见
症状或主诉

胸　　痛

病因

✓ 心源性

- 心绞痛。
- 急性心肌梗死（MI）。
- 心包炎。
- 心肌炎。
- 主动脉夹层。

✓ 肺源性

- 肺炎。
- 胸膜炎。
- 气胸。
- 肺栓塞。
- 肺动脉高压。

✓ 消化系统

- 食管反流。
- 食管痉挛。
- Mallory-Weiss 综合征。
- 胃溃疡。
- 胆道疾病。
- 胰腺炎。

✓ 骨骼肌肉原因和不明原因

- 肋软骨炎。
- 颈椎病/骨关节炎。
- 带状疱疹。
- 焦虑。

诊断策略

✓ 首先需进行问诊重点查体除外急性心肌梗死、主动脉夹层、肺栓塞、急性气胸、食管破裂、急性心包炎等有可能危及生命的急症。具体见下表：

胸痛主要急症鉴别诊断

胸痛描述	病史	查体	考虑诊断	进一步检查
压榨性、紧缩性、挤压性胸痛，可放射至手臂、颈部、背部	既往症状较轻、劳力性症状，冠心病危险因素	大汗、苍白、S4常见、S3少见	MI	✓ 连续 ECG、心肌酶监测
撕裂感，可从前胸放射至后背	高血压、马方综合征	虚弱、不对称的外周动脉搏动、可能的舒张期杂音或主动脉	主动脉夹层	✓ 胸片：纵隔增宽 ✓ CTA
尖锐性疼痛，可能伴随咳嗽、咯血	近期手术史或制动史	呼吸急促，可能的胸膜摩擦音	肺栓塞	✓ ABG：低氧、呼碱 ✓ 肺扫描：V/Q 不匹配 ✓ CTA
非常尖锐性疼痛	近期胸部外伤，COPD 病史	呼吸急促呼吸音减低，语音震颤增强	急性气胸	✓ 胸片：透亮度增加，邻近肺叶塌陷，急性气胸纵隔偏向对侧
胸骨后及腹上区烧灼感，伴有呕吐或呕血	近期反复发作的呕吐或干呕	皮下气肿、胸骨附近可闻及捻发音	食管破裂	✓ 胸片：纵隔积气 ✓ 食管镜：金标准
尖锐性疼痛，前驱位缓解	近期上呼吸道感染或其他心包炎易感因素	心包摩擦音	急性心包炎	✓ ECG：广泛 ST 段太高及 PR 段压低 ✓ Echo：心包渗出可见

✓ 详细的问诊与查体对于胸痛的诊断有很大意义。如典型胸骨后症状对于心绞痛诊断的阳性似然比（LR+）在 10以上、病史加上典型皮疹可确诊带状疱疹等。

✓ 所有胸痛患者需行 ECG 检查。

✓ 根据问诊与查体的提示选择辅助检查：

- 血常规、肝肾功能、心肌酶、胰酶等。
- UCG 可提示心血管结构及功能异常。
- 胸片或 CT 对肺源性胸痛有诊断或提示意义。
- 怀疑胆道或胰腺疾病时需行腹部 B 超或 CT。
- 怀疑胃食管反流或溃疡病时需行胃镜检查。
- 有焦虑抑郁倾向者行相关评分。

门诊处理

✓ 怀疑上述可能危及生命的急症患者需转急诊治疗及观察，注意不要漏诊。

✓ 考虑稳定性心绞痛患者可参见冠心病章节。

✓ 怀疑非心源性胸痛如消化系统疾病，转诊专科医生必要时行内镜检查。

✓ 除外器质性疾病考虑抑郁或焦虑引起的胸痛，与患者充分解释沟通，必要时建议患者心理或精神科门诊就诊。

Bottom line

- 首先需除外急性心肌梗死、主动脉夹层、气胸、肺栓塞等危及生命的急症。
- 除心脏原因外，很多心脏以外的疾病也可引起胸痛。

推荐阅读

S abatine MS. Pocket Medicine, 4th edition. LWW. 2010

Longo D, et al. Harrison's Manual of Medicine, 18th edition. McGraw-Hill Professional, 2012

（王 亮 黄晓明）

晕 厥

症状和体征

✓ 晕厥定义为意识的短暂丧失或体位改变导致的脑血流不足。

✓ 心脏病史或劳力性晕厥需进行心脏评估。

病因

✓ 容量或神经介导

 ■ 血管迷走性。

 ■ 直立性低血压。

 ◆ 药物（如降压药、血管扩张药等）。

 ◆ 自主神经障碍（如糖尿病、酗酒、淀粉样变等）。

 ◆ 低血容量等。

 ■ 反射性（排便、咳嗽、尿频等）。

 ■ 颈动脉窦敏感性增高。

✓ 心血管疾病

 ■ 心律失常。

 ◆ 心动过缓：窦缓、房室传导阻滞等。

 ◆ 心动过速：室上速、室速、室颤等。

 ■ 其他心肺疾病：如急性心肌梗死（MI）、肺栓塞（PE）、肺动脉高压、主动脉夹层、心房黏液瘤、心脏压塞、主动脉瓣狭窄、心肌病等。

✓ 脑血管病

 ■ 椎基底动脉供血不足。

 ■ 椎动脉偏头痛。

✓ 其他疾病（或类似晕厥症状）

 ■ 代谢原因：低氧、严重贫血、低血糖等。

 ■ 精神因素：焦虑、惊恐发作等。

诊断策略

✓ 排除威胁生命的病因：MI、心律失常、脑出血、PE。

✓ 与非晕厥性疾病鉴别：脑卒中/TIA（神经定位体征），癫痫（抽搐、癫痫发作后缺失、舌咬伤、失禁），复杂性偏头痛。

✓ 病史：明确是否有心脏病，寻找病因（具体见下表）。

常见晕厥原因鉴别

原因	举例	病史
神经介导性	血管迷走神经性，颈动脉窦性，反射性	前驱症状（头晕、苍白、腹痛、大汗）。情绪/环境触发
直立性低血压	自主神经障碍，药物诱导，容量丢失	容量丢失史，用药史，体位改变时发生
心律失常	心动过缓，室性心律失常	心脏病史，心悸，无前驱症状
呼吸循环系统疾病	瓣膜狭窄，肥厚性梗阻性心肌病，心房黏液瘤，心脏压塞，PE，肺动脉高压，MI，主动脉夹层	劳力性症状，呼吸困难，心绞痛、心脏杂音、颈动脉血流异常
脑血管病	窃血综合征，蛛网膜下隙出血	头痛

✓ 查体：卧立位血压，呼吸循环系统查体，神经系统查体，评估晕厥后的继发创伤。
✓ 辅助检查：
- ECG（长 QT、左室肥厚/肥厚性梗阻性心肌病、心律失常、传导障碍、预激综合征、起搏障碍、心肌缺血）。
- 若有高危因素（劳力性症状、高龄、心脏病史、心源性猝死或反复晕厥家族史）则行超声心动图、运动平板试验。
- 若无法诊断，可行电生理评估。

门诊处理

✓ 怀疑危及生命的病因如 MI、心律失常、脑出血、PE 等，转急诊处理观察。
✓ 高危患者（心脏病史、ECG 异常、生命体征异常）应住院或门诊评估，积极寻找病因，针对病因治疗。
- ✓ 直立性低血压，调整药物，补充容量。
- ✓ 孤立性晕厥发作的患者，若无器质性心脏病、ECG 及生命体征则正常很有可能是神经介导性晕厥，避免环境性晕厥的条件触发。

Bottom line
- 大部分晕厥为容量或神经介导的晕厥，良性病程，很多为自限性。
- 与器质性心脏病相关的晕厥 1 年死亡率增高，需引起重视。
- 直立性低血压要注意筛查糖尿病。

推荐阅读

Heaven DJ, Sutton R. Syncope. Crit Care Med, 2000, 28: 116–120

Kapoor WN. Syncope. N Engl J Med, 2000, 343: 1856–1862

（王 亮 黄晓明）

腹　　痛

病因

✓ 急性腹痛：

- 腹腔器官急性炎症：急性胃炎、急性肠炎、急性胰腺炎、急性出血坏死性肠炎、急性胆囊炎、急性阑尾炎。
- 空腔脏器阻塞或扩张：肠梗阻、胆道结石、泌尿系结石。
- 脏器扭转或破裂：肠扭转、肠绞窄、肝破裂、脾破裂、异位妊娠破裂。
- 腹膜炎症：胃肠穿孔引起的腹膜炎。
- 腹腔内血管阻塞：缺血性肠病。
- 腹壁疾病：腹壁脓肿、腹壁带状疱疹。
- 胸腔疾病引起的腹部牵涉痛：肺炎、肺梗死、心绞痛、心肌梗死、急性心包炎。
- 全身性疾病引起腹痛：腹型过敏性紫癜、尿毒症、血卟啉病。

✓ 慢性腹痛

- 腹腔器官慢性炎症：反流性食管炎、慢性胃炎、慢性胆囊炎和胆道感染、慢性胰腺炎、结核性腹膜炎、溃疡性结肠炎（UC）、克罗恩病（CD）。
- 空腔脏器的张力变化：胃肠道痉挛。
- 胃、十二指肠溃疡。
- 腹腔脏器的扭转或梗阻：慢性胃扭转、肠扭转。
- 脏器包膜的牵张：肝炎、肝脓肿、肝癌等。
- 中毒与代谢障碍：铅中毒、尿毒症等。
- 肿瘤压迫及浸润：如胰腺癌浸润神经。
- 胃肠神经功能紊乱：胃肠神经症。

诊断策略

✓ 仔细询问病史：持续时间、疼痛部位、性质、程度、与体位、进食的关系、诱发因素、复发缓解因素，有无伴随症状。以上均能帮助缩小鉴别诊断的范围。

✓ 体格检查：先检查无腹痛区域，再检查腹痛区域，注意有无包块，有无反跳痛和肌紧张，以除外腹膜炎。

✓ 辅助检查：

- 血常规、尿常规、便常规、肝肾功能、胰酶、育龄女性注意查尿妊娠试验。
- 腹部 B 超或 CT 扫描。怀疑泌尿系结石应行泌尿系 B 超；怀疑妇科方面问题时应行妇科相关检查如妇科 B 超等。
- 怀疑肠梗阻或胃肠穿孔的患者要行腹平片。
- 根据需要选择消化道内镜。
- 怀疑胸部或心脏引起腹部牵涉痛时应行肺部和心血管相关的检查如心电图等。

门诊处理

✓ 腹痛症状最常见，但也是最难查明原因的一个症状，最容易漏诊和误诊。在门诊需要仔细询问病史，细致体格检查，选择相关的辅助检查，不能排除是否有生命危险的可以让患者去急诊留观。

✓ 若患者是急性腹痛、怀疑其他系统急症引起腹痛、一般情况较差或生命体征不稳定者，应让患者就诊于急诊，留院观察和治疗，注意不能漏诊。

✓ 慢性腹痛或由某些慢性疾病引起腹痛时可在门诊随诊查明原因，并根据病史、体格检查的提示进行针对性的辅助检查。

✓ 在不明原因的情况下不可贸然给予患者吗啡等镇痛治疗，怀疑和肠痉挛有关时可给予解痉剂缓解症状。

Bottom line

- 腹痛是最常见也最复杂的临床症状，细致的问诊与体格检查常常对诊断有很大的提示意义。
- 首先需排除急腹症等有生命危险的急症。
- 育龄女性要考虑宫外孕等妇科急症。

推荐阅读

S abatine MS. Pocket Medicine，4th edition. LWW. 2010

Longo D，et al. Harrison's Manual of Medicine，18th edition.
McGraw-Hill Professional，2012

（王　健　黄晓明）

呼 吸 困 难

病因

✓ 肺部疾病

- 肺炎：咳嗽、发热、咳痰。
- 气胸：急性发病、胸痛（与呼吸相关）。
- 肺栓塞：咯血、胸痛、存在危险因素。
- 上气道梗阻：喘鸣、三凹征。
- 小气道阻塞（哮喘、COPD）：病史与查体。
- 其他肺部疾病：如 DPLD、肺癌、胸腔积液等。

✓ 心脏疾病

- 急性心肌梗死/心绞痛：病史、ECG。
- 慢性心衰：心脏病史、与体位相关的呼吸困难、下肢肿。
- 心律失常：ECG。
- 心包积液：心界增大、UCG。

✓ 代谢因素

- 脓毒血症：发热、心率增快、血压降低、血培养阳性。
- 代谢性酸中毒：糖尿病、肾衰竭。

✓ 血液系统疾病

- 贫血：苍白、乏力、血常规。

✓ 精神因素

- 焦虑：非常常见，排除性诊断。

诊断策略

✓ 首先判断是否有紧急情况，如生命体征不平稳、神志改变、发绀明显等，危重患者转急诊处理。

✓ 病史：

- 呼吸困难起病缓急。
- 伴随症状：咳嗽、胸痛、咯血、心悸、发热等。
- 既往病史：尤其是呼吸道和心脏疾病病史。

✓ 体格检查：

- 生命体征十分重要。
- 心肺检查：心界、心率/律、杂音、颈静脉、肺部呼吸音、啰音。
- 下肢水肿。

✓ 根据问诊与查体的提示选择辅助检查：
- 血常规。
- CXR、ECG、血气分析。
- 大部分肺部疾病需行胸部 CT，怀疑肺间质病、COPD 等患者需行肺功能检查。
- UCG 对于心源性呼吸困难诊断意义很大。
- 有焦虑抑郁倾向者行相关评分。

✓ 肺源性与心源性呼吸困难鉴别诊断：
- 病史：注意既往病史，呼吸困难与体位的关系，有无夜间阵发性呼吸困难，有无下肢水肿。
- 查体：肺部啰音（双下肺对称性湿啰音支持心功能不全）、心界大小、下肢水肿。
- 肺功能：FEV_1，FEV_1/FVC。
- UCG：左室射血分数。

门诊处理

✓ 怀疑可能危及生命的急症患者如大面积气胸、上气道梗阻、急性心梗、脓毒血症等需转急诊治疗及观察，注意不要漏诊。

✓ 首先明确诊断，针对病因治疗。

✓ 精神心理性呼吸困难排除器质性疾病后，注意心理治疗，必要时转心理专科门诊。

Bottom line
- 注意肺源性与心源性呼吸困难鉴别。
- 贫血、代谢性酸中毒、脓毒血症等也会以呼吸困难起病。

推荐阅读

S abatine MS. Pocket Medicine, 4th edition. LWW. 2010

Longo D, et al. Harrison's Manual of Medicine, 18th edition. McGraw-Hill Professional, 2012

（黄晓明）

咯　　血

病因

✓ 感染
- 支气管炎：小量咯血的最常见原因。
- 支气管扩张：大咯血的最常见原因。
- 肺结核。
- 肺炎（克雷伯肺炎最易引起咯血）或肺脓肿。
- 肺曲霉菌感染：易引起大咯血。

✓ 肿瘤
- 肺癌：痰中带血是肺癌最常见的首发症状。
- 肺转移癌：常引起大咯血。

✓ 心血管疾病
- 充血性心力衰竭。
- 左房室瓣狭窄。
- 肺栓塞。
- 肺动脉高压。
- 动静脉畸形。

✓ 其他
- 自身免疫性疾病：血管炎（如 Wegener 肉芽肿，贝赫切特病，Goodpasture 综合征等），SLE 肺泡出血等。
- 气道异物或气道损伤
- 出血性疾病：注意抗凝药物的使用。

诊断策略

✓ 确定是否为咯血：与呕血及口腔、鼻腔出血鉴别。
✓ 询问病史：咯血的量、性状、伴随症状；有无体重下降；既往情况；吸烟史；有无华法林等抗凝药物服用史。
✓ 体格检查：生命体征；有无贫血及发绀；皮肤黏膜出血情况；浅表淋巴结（特别注意锁骨上淋巴结）；心肺查体；下肢水肿。
✓ 辅助检查
- CBC、PT、ATPP 除外血小板及出凝血异常。
- 呼吸困难患者查血气。

- 胸片，考虑肺部疾病时可进一步行肺部 CT 或 HRCT。
- 痰涂片、痰培养、痰找瘤细胞。
- 纤维支气管镜检查：尤其对于支气管内膜病变（如内膜结核、气道肿瘤、淀粉样变等）纤维支气管镜能发现影像学发现不了的病变。
- 必要时查 ANA、ANCA、抗 GBM 抗体等（怀疑自身免疫性疾病的患者）。

门诊处理

✓ 以下情况需立即转急诊处理：
- 大咯血（>500~600ml/d）。
- 呼吸困难、发绀等。
- 生命体征不稳定（血压低、心率增快、呼吸急促）。

✓ 明确病因后针对病因治疗。

✓ 支扩引起的咯血一般与细菌感染有关，即使无发热等症状也应常规使用抗生素治疗。

Bottom line

- 咯血常见的原因为支气管扩张、肺结核和肺癌。
- 大咯血或呼吸困难等症状立即转急诊处理。

推荐阅读

S abatine MS. Pocket Medicine，4th edition. LWW. 2010

Longo D，et al. Harrison's Manual of Medicine，18th edition. McGraw-Hill Professional，2012

（黄晓明）

急 性 咳 嗽

定义

✓ 咳嗽小于 3 周为急性咳嗽。

✓ 急性咳嗽最常见的病因是急性上呼吸道感染，鉴别诊断与慢性咳嗽有重叠。门诊处理注意排除严重疾病，比如肺炎。

病因

✓ 急性咳嗽的常见病因：
- 上呼吸道感染（病毒常见）。
- 呼吸道感染后气道高反应。
- 过敏性鼻炎/鼻后滴漏。
- 胃食管反流病（GERD）。
- 吸烟。
- 哮喘/COPD。
- 慢性心衰加重。

✓ 其他病因（经常会转为慢性咳嗽）
- 肺炎。
- 肺癌。
- 弥漫性肺实质病（DPLD）。
- 嗜酸性粒细胞性支气管炎。
- ACEI 诱发的咳嗽。

诊断策略

✓ 仔细询问病史：咳嗽性质、有无咳痰、痰的颜色和量，伴随症状（如发热、呼吸困难、鼻塞、反酸等），既往哮喘、COPD、心力衰竭、免疫低下等疾病，吸烟，药物等。

✓ 体格检查：生命体征（血氧情况），咽腔鼻腔情况，心肺检查，下肢水肿。

✓ 如病史查体考虑不除外肺炎（发热、肺部啰音），需行 X 线胸片检查。老年人、脏器功能衰竭或免疫低下疾病者，肺炎的临床表现常常不典型，即使无发热、啰音等肺炎表现，也需行 X 线检查。

✓ 如临床高度怀疑肺炎，而胸片阴性，可行胸部 CT 扫描同时给予经验性抗生素治疗。

门诊处理

✓ 大部分急性咳嗽为病毒性上呼吸道感染，以对症止咳治疗为主，不主张使用抗生素。

✓ 诊断肺炎患者，参见"社区获得性肺炎"章节。

✓ 临床高度怀疑肺炎，而胸片阴性，可按肺炎处理经验性使用抗生素。

✓ 感染后气道高反应可使用抗组胺药物或白三烯受体拮抗剂。

Bottom line

● 大部分急性咳嗽病因为病毒性上呼吸道感染，以对症止咳为主。

● 急性咳嗽诊断重点在排除肺炎。

推荐阅读

中华医学会呼吸病学分会哮喘学组. 咳嗽的诊断与治疗指南（2009 版）. 中华结核和呼吸杂志，2009，32（6）：407-413

Gonzales R. et al. Principles of appropriate antibiotic use for treatment of uncomplicated acute bronchitis：background. Ann Intern Med，2001，124：521

（黄晓明）

慢 性 咳 嗽

定义

✓ 咳嗽大于 3 周为慢性咳嗽（也有定义大于 8 周为慢性咳嗽，3~8 周为亚急性咳嗽）。

病因

✓ 慢性咳嗽的常见病因（95% 免疫健全患者慢性咳嗽的原因）：

■ 上气道咳嗽综合征（UACS）/鼻后滴流综合征（PNDS）。

■ 咳嗽变异性哮喘（CVA）。

■ 胃食管反流病（GERD）。

■ 嗜酸性粒细胞性支气管炎（EB）。

■ 慢性支气管炎/COPD。

■ 支气管扩张。

■ ACEI 诱发的咳嗽。

✓ 其他引起慢性咳嗽的病因

■ 肺癌。

■ 气管–支气管结核。

■ 慢性心力衰竭。

■ 弥漫性肺实质病（DPLD）。

■ 支气管异物。

■ 纵隔肿瘤。

■ 心理性咳嗽。

诊断策略

✓ 仔细询问病史，通过病史询问缩小诊断范围，如近期呼吸道感染病史、吸烟史、暴露于环境刺激因素、有特殊职业接触史，服用 ACEI 类药物等。咳嗽的性质对诊断有提示意义，但没有诊断意义。

✓ 体格检查：咽腔鼻腔情况（必要时耳鼻喉科检查），心肺检查，下肢水肿。

✓ 所有患者都需行 X 线胸片检查，如发现病变根据病变形态、性质选择进一步检查。

✓ 如有吸烟、环境刺激物暴露、服用 ACEI，则戒烟、脱离刺激物接触或停药观察。

✓ 如 X 线无明显病变，根据病史选择辅助检查，先检查常
见病，后查少见病。

■ 肺功能检查：支气管舒张试验和激发试验有助于诊
断 UACS/CVA。

■ 诱导痰细胞性检查：诊断 EB。

■ 24 小时食管 pH 监测：伴有反流相关症状或怀疑
GERD，可行此检查或行经验性治疗。

■ 胸部 CT/HRCT：胸片正常不能除外很多肺部疾病如
支气管扩张、DPLD、气管支气管内膜病变等。

■ 纤维支气管镜：常见病处理效果不佳或怀疑有肿瘤、
气管-支气管结核者转专科行内镜检查。

✓ 经验性治疗也是诊断的措施之一：

■ 怀疑 UACS/PNDS：盐酸伪麻黄碱或第一代抗组胺
药，过敏性鼻炎可局部使用糖皮质激素。经验性治
疗 1~2 周。

■ 怀疑 GERD：PPI。具体参见 GERD 章节。

✓ 诊治流程参加下图。

慢性咳嗽诊治流程

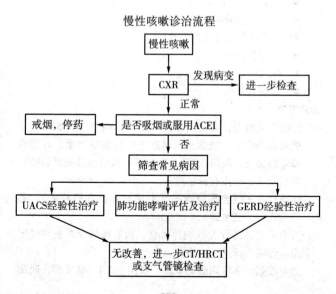

上气道咳嗽综合征（UACS）/鼻后滴流综合征（PNDS）

✓ 与鼻部疾病（如过敏性鼻炎）、咽部疾病（如慢性咽炎、喉炎、慢性扁桃腺炎等）相关。

✓ 症状：咳嗽伴有鼻塞、流涕、咽痛等鼻咽部症状。

✓ 体征：咽部充血、扁桃腺肿大、鼻黏膜苍白水肿等。

✓ 诊断主要依靠临床症状及经验性治疗效果。

✓ 治疗药物：

- 第一代抗组胺类药物：马来酸氯苯那敏 2~4 mg Tid。
- 减充血剂：盐酸伪麻黄碱局部使用。
- 镇咳药物对症。
- 复方制剂：如美敏伪麻溶液、复方甲氧那明等。
- 过敏性鼻炎可局部使用糖皮质激素。

门诊处理

✓ 诊断和治疗（经验性治疗）可同步进行。

✓ 止咳祛痰对症治疗，明确病因者针对病因治疗。

✓ 大部分慢性咳嗽与感染无关，避免滥用抗生素治疗。

✓ 经初步处理效果不佳者转呼吸专科门诊评估是否需行纤维支气管镜等有创检查。

Bottom line

- 慢性咳嗽最常见的病因为 UACS、CVA 和 GERD，经验性治疗是诊断的重要措施之一。
- 胸片为所有慢性咳嗽患者的基础检查。
- 注意询问吸烟及 ACEI 用药史。

推荐阅读

中华医学会呼吸病学分会哮喘学组. 咳嗽的诊断与治疗指南（2009 版）. 中华结核和呼吸杂志，2009，32（6）：407-413

Irwin RS, et al. The diagnosis and treatment of cough. N Engl J Med, 2000, 343（23）：1715-21

Chung DF, et al. Prevalence, pathogenesis, and causes of chronic cough. Lancet, 2008, 371: 1364-74

（黄晓明）

黄　疸

定义：

✓ 正常情况下总胆红素（TB）1.71~17.1μmol/L（0.1~1.0mg/dl），直接胆红素（DB）1.71~8.5μmol/L（0.1~0.5mg/dl）。

✓ 血中胆红素浓度升高，导致巩膜、黏膜、皮肤和体液发生黄染的现象称为黄疸。总胆红素1.0~3.0mg/dl为隐性黄疸，无临床表现。

病因和诊断思路：

✓ 根据胆红素中直接胆红素和间接胆红素的比例可以将黄疸分为非结合胆红素升高为主和结合胆红素升高为主，根据胆红素代谢途径可以分为溶血性黄疸、肝性黄疸和阻塞性黄疸。

✓ 非结合胆红素（UB）升高为主：UB>80% DB<20%

- 溶血性黄疸：胆红素多<85.5μmol/L

  - 红细胞内部因素：遗传性球形红细胞贫血、蚕豆病、珠蛋白生成障碍性贫血（地中海贫血）、镰刀形贫血等。

  - 红细胞外部因素：自身免疫性溶血、阵发性睡眠性血红蛋白尿、机械性溶血（如心脏瓣膜置换术后）等。

- 肝细胞摄取胆红素减少：

  - 先天性：Gilbert综合征、Crigler-Najjar综合征。

  - 药物：如利福平、氯霉素等。

  - 新生儿黄疸、肝炎后等。

✓ 结合胆红素为主：DB>50%

- 肝内胆汁淤积：

  - 肝炎：病毒性肝炎、酒精性肝炎、免疫性肝炎、药物性肝炎、中毒等。

  - 结缔组织病：原发性胆汁性肝硬化、自身免疫性肝炎、弥漫性结缔组织病肝损害。

  - 先天性胆红素代谢异常：如Dubin-johnson综合征、Rotor综合征等。

- ◆ 妊娠胆汁淤积。
- ◆ 败血症。
  - ■ 肝外胆汁淤积：
    - ◆ 胆道疾病：胆石症、胆管癌、壶腹周围癌、原发性硬化性胆管炎等。
    - ◆ 胰腺疾病：胰腺癌、慢性胰腺炎。
- ✓ 混合性胆红素：DB 20%～50%
  - ■ 肝炎。
  - ■ 肝豆状核变性。
  - ■ 肝硬化。

诊断策略

- ✓ 询问病史：有无胃肠道症状、皮肤瘙痒、大小便颜色改变等，注意近期用药史。
- ✓ 全身体格检查：皮肤巩膜黄疸、贫血貌、肝掌、蜘蛛痣、浅表淋巴结、肝脾大小、腹水等。
- ✓ 实验室检查：
  - ■ 血常规、尿常规。
  - ■ 肝功能（转氨酶、血白蛋白、凝血功能）。
  - ■ 如考虑溶血行溶血相关检查，如血涂片、Coombs 试验、Ham 试验、CD55/59 阴性细胞比例、血红蛋白电泳等。
  - ■ 肝炎病毒学指标（包括 CMV、EBV 等嗜肝病毒）。
  - ■ ANA、AMA 等除外结缔组织病。
  - ■ 怀疑肝豆状核变性者查铜蓝蛋白活性。
- ✓ 腹部 B 超及 CT：对肝、胆、胰腺疾病的诊断意义很大。
- ✓ ERCP：胆石症治疗，胆道、胰腺、壶腹周围癌诊断需行 ERCP 下组织活检。
- ✓ 肝活检：常对诊断有提示意义。
- ✓ 具体参加下图黄疸的鉴别诊断思路。

门诊处理

- ✓ 积极根据寻找到的病因，针对病因进行治疗。
- ✓ 梗阻性黄疸患者转诊消化内科行 ERCP 等检查，有手术指征者转外科手术。
- ✓ 药物性肝炎患者停药，避免使用一切可能引起肝损的药物。

黄疸的鉴别诊断思路

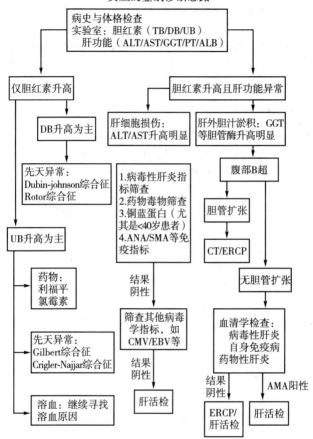

注：TB（总胆红素），DB（直接胆红素），UB（间接胆红素），ALT（谷丙转氨酶），AST（谷草转氨酶），GGT（γ转肽酶），PT（凝血酶时间），ALB（白蛋白），ANA（抗核抗体），SMA（抗线粒体抗体），ERCP（逆行胰胆管造影），CMV（巨细胞病毒），EBV（EB病毒）

Bottom line

- 很多原因可引起黄疸，病史很重要，尤其注意近期用药史。
- 年轻人不明原因 UB 升高要考虑 Gilbert 综合征，一般为良性病程，不需处理。

推荐阅读

S abatine MS. Pocket Medicine, 4th edition. LWW. 2010

Longo D, et al. Harrison's Manual of Medicine, 18th edition. McGraw-Hill Professional, 2012

（王　健　黄晓明）

便　秘

定义：

✓ 大便次数<3 次/周，大便费力，大便干硬，便排不净感，有便意排不出

病因

✓ 饮食：低纤维素，脱水。

✓ 药物：钙通道阻滞剂，三环类抗抑郁药，铁剂，抑酸剂，抗精神病药。

✓ 梗阻：结肠或腹部肿瘤，狭窄，粘连。

✓ 内分泌病：甲状腺功能减退，糖尿病，甲状旁腺功能亢进。

✓ 代谢性疾病：高钙血症，低镁血症，尿毒症。

✓ 神经系统疾病：脊髓损伤，帕金森病，多发性硬化。

✓ 精神性疾病：抑郁症，强迫症。

✓ 其他：肠易激综合征，淀粉样变，硬皮病。

✓ 结直肠动力异常：传输减慢，盆底功能障碍。

诊断策略

✓ 病史：询问 IBS 的相关症状，询问既往病史和用药史、腹部手术史、饮食和运动、最突出的症状（大便费力还是大便干硬）。

✓ 询问是否有报警症状：血便、大便直径改变、消瘦、结直肠癌家族史、出现症状时年龄大于 50 岁。

✓ 体格检查：生命体征、腹部检查、直肠指诊，寻找其他疾病的体征（如甲状腺疾病，糖尿病、肿瘤）。

✓ 辅助检查：

  ■ 血常规，肝肾功能，电解质水平，空腹血糖，TSH。

  ■ 伴随腹痛或恶心呕吐者行腹平片检查除外肠梗阻。

  ■ 若怀疑有肿物或存在警告症状时，需行 CT 扫描和结肠镜检查。

  ■ 胃肠动力检查。

门诊处理

✓ 寻找引起便秘的病因（如药物、全身性疾病），去除病因。

✓ 询问警告症状，若存在警告症状或疑似存在肿瘤，则需要行结肠镜检查。

✓ 老年人尤其是冠心病、脑血管病患者，便秘可能导致心脑血管事件发生，需引起重视。

✓ 一般治疗：增加膳食纤维（如麦麸等），多饮水，增加体育锻炼和活动。养成良好排便习惯。积极调整心态。

✓ 药物治疗：首选渗透性缓泻药，如乳果糖、聚乙二醇4000等。对粪便嵌塞的患者，清洁灌肠、甘油栓或结合短期使用刺激性泻剂（如果导片）解除嵌塞，再选用渗透性药物保持排便通畅。促动力药以及 5-HT4 受体激动剂对于慢传输型便秘有效。

✓ 药物治疗无效，需行胃肠动力或直肠测压等进一步检查。可行生物反馈治疗，转专科处理。

✓ 对重度便秘患者需重视心理治疗，转专科处理。

Bottom line

- 冠心病、脑血管病患者便秘可能导致心脑血管意外危及生命。
- 存在报警症状者需行结肠镜检查。
- 老年人便秘不要滥用导泻药物。

推荐阅读

中华医学会消化病学分会. 慢性便秘的诊治指南. 中华内科杂志，2004，43（1）：73-74

Romero Y, et al. Constipation and fecal incontinence in the elderly population. Mayo Clin Proc, 1996, 71: 81-92

（王　健　黄晓明）

腹　泻

定义：

✓ 大便次数或含水量增加，成人大便量>200g/d。更实用的定义为每天>2~3次的稀便或水样便。

✓ 急性≤3周；慢性：>3周。

鉴别诊断：

✓ 根据病程长短、大便形状（脓血、水样、油状、是否含未消化食物）、有无里急后重、大便渗透压、禁食与腹泻的关系、有无发热腹痛等伴随症状等将腹泻分为感染性、吸收不良性、炎症性、分泌性、动力性等。具体见下表。

腹泻分类

感染	吸收不良	炎症性
病毒（诺瓦病毒、轮状病毒、腺病毒等） 细菌（沙门菌、弯曲杆菌、大肠杆菌、耶尔森菌等） 毒素（金黄色葡萄球菌、艰难梭菌、霍乱、大肠杆菌等） 其他（滴虫、阿米巴等）	慢性胰腺炎 肠道细菌紊乱 乳糖不耐受 IBS 麦胶肠病	炎症性肠病（UC/CD） 放射性肠炎
分泌性（大便渗透压<50mOsm/kg）		
滥用泻药 肿瘤（类癌、淋巴瘤、绒毛腺瘤）	激素（促胃液素、缩胆囊素、胰高血糖素、降钙素、血管活性肽） 胆盐吸收障碍	
动力性（大便渗透压>100mOsm/kg）		
甲状腺功能亢进 糖尿病	IBS 淀粉样变	硬皮病

评估：

✓ 病史评估（病史要点）：

159

- 急性:
  - 不洁饮食（沙门菌、大肠杆菌、耶尔森菌可能性大）。
  - 季节性，家庭群发（病毒多见）。
  - 高热、脱水严重（毒素分泌，如金黄色葡萄球菌、艰难梭菌、霍乱、大肠杆菌等）。
  - 近期广谱抗生素使用、高龄、基础疾病等（艰难梭菌）。
  - 脓血便，里急后重（沙门菌、大肠杆菌）。
- 慢性:
  - 黏液脓血便（炎性肠病）。
  - 油状大便（胰腺功能异常）。
  - 腹痛便后缓解，腹泻便秘交替（IBS）。
  - 禁食大便不减少（分泌性腹泻）。
  - 与饮食的关系，如牛奶（乳糖不耐受）、小麦（麦胶肠病）。
  - 系统性疾病（甲状腺功能亢进、糖尿病等）。

✓ 体格检查:
- 生命体征，脱水征象。
- 腹部：压痛，肠鸣音，如有血便行肛门指诊。

✓ 实验室检查:
- 血常规：贫血、白细胞增多。
- 大便检查：常规、便潜血、苏丹Ⅲ染色。
- 大便培养：怀疑感染性腹泻治疗效果不佳需行培养。
- 肝肾功能、血糖、甲状腺功能、淀粉酶等。

✓ 内镜检查：胃镜或小肠镜肠黏膜活检、结肠镜检查。

治疗

✓ 急性腹泻:
- 绝大部分患者仅需要支持治疗，口服补液盐防治脱水。
- 肠道益生菌有益。
- 止泻药物如蒙脱石散、易蒙停可用于非细菌感染性急性腹泻。
- 使用抗生素注意指征：高热、腹痛、脱水、黏液脓血便、血 WBC 增高等。

✓ 慢性腹泻先明确病因，针对病因治疗。

患者教育

✓ 急性腹泻患者注意补液，预防脱水。

✓ 注意饮食卫生。

✓ IBS 患者教育见具体章节。

转诊：

✓ 夏季急性腹泻患者按照疾病控制部门要求转肠道门诊行大便检查，注意排查霍乱等恶性传染病。有群发事件及时上报。

✓ 慢性腹泻需行内镜检查者转消化科处理。

✓ 病情严重营养状况极差或严重脱水患者收入院治疗。

Bottom line

● 明确是急性腹泻还是慢性腹泻。

● 大部分急性腹泻以对症治疗为主，慢性腹泻明确诊断很重要。

推荐阅读

Donowitz M, et al. Evaluation of patients with chronic diarrhea. N Engl J Med 1995；332：725-729

Sabatine MS. Pocket Medicine, 4th edition. LWW, 2010

（张冰清　黄晓明）

腹　水

病因

✓ 门脉高压性腹水［血清腹水白蛋白梯度（SAAG）≥11g/L］

- 窦前性：门静脉血栓/瘤栓、区域性门脉高压。
- 窦性：肝硬化、酒精性肝炎、肝癌、妊娠脂肪肝、暴发性肝衰竭、肝小静脉闭塞。
- 窦后性：布-加综合征、右心衰竭、缩窄性心包炎。

✓ 非门脉高压性腹水［血清腹水白蛋白梯度（SAAG）< 11g/L］

- 腹膜感染：结核、肠穿孔/梗阻/缺血。
- 低白蛋白血症：肾病综合征、失蛋白性肠病、严重蛋白营养不良。
- 胰腺炎。
- 结缔组织病：SLE、血管炎、高嗜酸细胞综合征。
- 肿瘤：腹膜原发肿瘤、其他部位肿瘤转移（肠道肿瘤、肝癌、妇科肿瘤）。
- 淋巴管漏：乳糜性腹水。

评估：

✓ 病史：

- 腹水相关症状：腹胀、腹围增加、腹痛、呼吸困难、恶心、早饱等。
- 其他相关疾病及症状：外周水肿，反流性食管炎、慢性肝病、肿瘤、结核等。

✓ 查体：腹水征（腹膨隆，移动性浊音阳性），肝病体征（黄疸、肝掌、蜘蛛痣、脾大、腹壁静脉曲张等），其他体征（颈静脉怒张、锁骨上淋巴结肿大、腹部包块等）。

✓ 腹部 B 超：能检出 100ml 左右的腹水。

✓ 诊断性腹穿：

- 外观：血性腹水提示肿瘤或结核。
- 血清-腹水白蛋白梯度（SAAG）= 血浆 ALB-腹水 ALB：鉴别门脉高压性或非门脉高压性。
- 常规：细菌感染时 WBC 及多核细胞增高；结核性腹膜炎和癌性腹膜炎时，淋巴细胞增多。

- 革兰染色和培养。
- 细胞学：部分肿瘤科发现肿瘤细胞。
- 腹水淀粉酶：急性胰腺炎和肠道穿孔时升高。
- 腹水三酰甘油水平：鉴别真假性乳糜腹水。
- 腹水 T-SPOT-TB：协助诊断结核性腹膜炎。
✓ 诊断不清的患者考虑行腹腔镜检查。

治疗：
✓ 非门脉高压性腹水：治疗原发病为主。
✓ 门脉高压性腹水：见肝硬化章节。
✓ 自发性腹膜炎治疗：
- 多见于肝硬化。
- 病原体：肠杆菌最常见，其他包括肺炎球菌、肠球菌、厌氧菌等。
- 推荐治疗：头孢噻肟，或哌拉西林-他唑巴坦，或头孢曲松，疗程 2 周。若存在耐药，选择碳青霉烯类或喹诺酮类。
✓ 腹膜透析相关性腹膜炎：
- 腹水性质多浑浊，伴腹痛，发热，恶心。
- 病原体：金黄色葡萄球菌最常见，其他包括表皮葡萄球菌、铜绿假单胞菌、革兰阴性杆菌等。
- 治疗：透析液做涂片和培养，经验性加用万古霉素+头孢他啶或万古霉素+庆大霉素。

转诊：
✓ 严重肝硬化失代偿、难治性腹水时需入院做系统评估和治疗。
✓ 考虑腹膜感染或癌性腹水时需要入院诊治。
✓ 诊断不清的患者转外科或妇科行腹腔镜检查。

Bottom line

- 每一位新发的腹水患者均需要进行诊断性腹腔穿刺，区分腹水的性质。
- 90%以上的腹水病因为肝硬化、结核性腹膜炎和肿瘤。

推荐阅读

Sabatine MS. Pocket Medicine, 4th edition. LWW, 2010

桑福德等. 热病桑福德抗微生物治疗指南. 41 版. 北京：中国协和医科大学出版社，2011

Longo D, et al. Harrison's Manual of Medicine, 18th edition. McGraw-Hill Professional, 2012

（张冰清　黄晓明）

下 肢 水 肿

病因：

成人中最常见的原因是静脉功能不全，在<50岁的妇女中，最常见的原因是特发性水肿。

- ✓ 局部水肿：单侧下肢水肿或双下肢不对称性水肿
  - 静脉功能不全：下肢静脉曲张等。
  - 下肢深静脉血栓形成。
  - 静脉回流受阻：如妊娠、盆腔肿瘤、下腔静脉阻塞、血栓性静脉炎。
  - 感染：疏松结缔组织炎。
  - 淋巴水肿：肿瘤导致的淋巴回流受阻，放疗后，手术，反复感染，淋巴发育不良，丝虫病等。
  - 过敏性疾病。
- ✓ 系统性原因：双下肢水肿
  - 心源性：充血性心力衰竭。
  - 肝源性：慢性肝病，肝硬化。
  - 肾源性：各种原因的肾功能不全。
  - 低蛋白血症：肾病综合征、营养不良、失蛋白性肠病。
  - 肺动脉高压。
  - 甲状腺功能减退。
  - 药物：如CCB、β受体阻滞剂、糖皮质激素、雌激素、孕激素等。
  - 遗传性血管神经性水肿。
  - 特发性水肿：育龄期妇女，周期性水肿

诊治策略：

- ✓ 详细询问病史：病程；加重缓解因素；是否伴有疼痛（深静脉血栓可伴有疼痛）；是否有色素沉着（提示静脉功能异常）；是否有呼吸困难（心功能不全）、眼睑水肿（肾病）、腹围增大（肝病）等。既往慢性病史，肿瘤病史，用药史等。
- ✓ 查体：生命体征，眼睑水肿，甲状腺，心肺检查，肝脾大小，腹水征，下肢水肿（单侧或双侧？两侧是否对称？是否可凹性？），皮肤改变等。

- ✓ 基本检查：血常规，尿常规（尿沉渣），肝肾功能（包括血白蛋白）。
- ✓ 进一步针对病因的检查：
  - 下肢深静脉超声。
  - UCG。
  - 腹部超声：注意慢性肝病征象。
  - 24 小时尿蛋白、肾脏 B 超。
  - 甲状腺功能。
  - 无原因的下肢深静脉血栓筛查血液病（具体见 DVT 章节）。
  - 无原因的下肢深静脉血栓、血栓性静脉炎等静脉回流受阻筛查肿瘤。
- ✓ 具体诊治流程可参见下图。

下肢水肿诊断思路

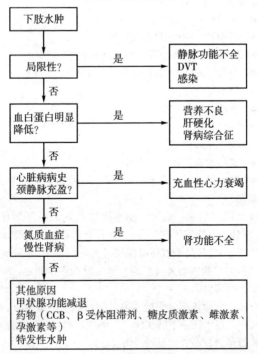

门诊处理

✓ 针对原发病治疗，可参见 DVT、肝硬化、慢性肾病、慢性心力衰竭等章节。

✓ 静脉功能不全：抬高患侧肢体，穿弹力袜。

✓ 特发性水肿：一般不需药物治疗，可适当限盐、限水、避免热的环境、减体重。水肿严重者可予利尿剂治疗，首选为螺内酯，其次为噻嗪类，避免用袢利尿剂。

转诊：

✓ DVT 患者见 DVT 章节，必要时转血管外科及血液科。

✓ 严重下肢静脉曲张，伴有疼痛、色素沉着者，转血管外科评估手术指征。

Bottom line

● 下肢水肿最常见的原因是静脉功能不全，女性患者特发性水肿很常见。

● 突发的、单侧、疼痛性下肢水肿，要警惕深静脉血栓。

● 双下肢对称性水肿需考虑心源性、肝源性、肾源性原因。

推荐阅读

John W. Ely, MD, Jerome A. Osheroff, MD, M. Lee Chambliss, Mark H. Ebell; Approach to Leg Edema of Unclear Etiology. J Am Board Fam Med, 2006, 19: 148-60

Longo D, et al. Harrison's Manual of Medicine, 18th edition. McGraw-Hill Professional, 2012

（张冰清　黄晓明）

血　尿

定义：

✓ 肉眼血尿：尿中混有较多量红细胞，肉眼可见的洗肉水样、红色或茶色尿。

✓ 镜下血尿：尿镜检>3 个 RBC/高倍镜视野。多见于肾小球性血尿。

✓ 尿沉渣镜检异常形态红细胞>80%提示肾小球型血尿，正常形态尿红细胞>80%提示非肾小球型血尿。

病因

✓ 非肾小球型血尿（外科血尿）

- 泌尿系感染：膀胱/尿道/前列腺炎，肾盂肾炎。
- 泌尿系结核感染。
- 泌尿系结石。
- 泌尿系肿瘤。
- 血管畸形，动静脉瘘。
- 左肾静脉压迫综合征（胡桃夹现象）。
- 血液系统疾病：出血性疾病、抗凝/溶栓等。
- 其他：多囊肾、海绵肾、外伤、导尿、药物（如环磷酰胺）。

✓ 肾小球型血尿

- 原发性肾小球肾炎。
- 继发性肾小球肾炎。
- 间质性肾炎。

诊断策略（参见下图诊断流程）

✓ 首先排除假性血尿，如甜菜摄入、利福平、月经血及血红蛋白尿、肌红蛋白尿。

✓ 详细了解病史：

- 症状：腰部不适，肾绞痛，尿路刺激症状，发热、紫癜、水肿等全身症状，皮肤黏膜等其他部位出血。
- 既往：泌尿系感染、结石、肿瘤、创伤等病史，肾脏病史，自身免疫性疾病，血液系统疾病，用药史。
- 家族史：肾脏病、血尿、耳聋、多囊肾等。

✓ 体格检查：血压、水肿、腹部包块、肾区叩痛、前列腺。

- ✓ 实验室检查：
  - 常规检查：血常规、尿常规、尿沉渣、肾功能、白蛋白、凝血功能。尿常规及尿沉渣初步判断肾小球型血尿或非肾小球型血尿。
  - 肾小球型血尿：补体、免疫球蛋白、抗 GBM 抗体、抗核抗体谱、ANCA、HBV、HCV、冷球蛋白等。有指征者安排肾活检。
  - 非肾小球型血尿：泌尿系 B 超（包括前列腺）、CT、静脉尿路造影、膀胱镜。
  - 反复泌尿系感染需行清洁中段尿培养。
- ✓ 肾活检指征：
  - 无症状的镜下血尿、无蛋白尿、肾脏疾病或高血压者不需要肾活检，因为治疗策略不会改变。
  - 家族性血尿怀疑薄基底膜肾病或 Alport 综合征依靠肾活检明确诊断。
  - 显著蛋白尿，不能解释的肾脏疾病，肾功能恶化和系统性疾病（如 SLE、血管炎）为明确肾活检的指征。

门诊处理

- ✓ 明确病因，针对病因处理。
- ✓ 泌尿系结石、前列腺肥大、不除外泌尿系肿瘤、创伤等患者转诊泌尿外科处理。
- ✓ 考虑急性泌尿系感染者经验型抗生素治疗，复杂性泌尿系感染需行尿培养或转专科处理。
- ✓ 单纯镜下血尿无需处理，和患者解释预后，随诊观察。
- ✓ 有肾活检指征者转肾内科专科。

Bottom line

- 排除假性血尿，区分肾小球型血尿和非肾小球型血尿。
- 肾小球型血尿提示进一步寻找病因，非肾小球性血尿通常需要影像学检查。
- 血尿合并蛋白尿需要考虑肾活检。

血尿诊断流程

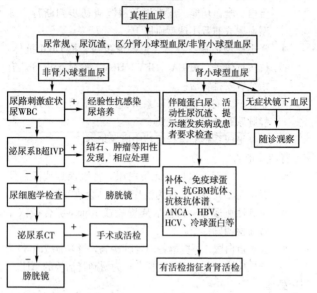

推荐阅读

Longo D, et al. Harrison's Manual of Medicine, 18th edition. McGraw-Hill Professional, 2012

Sabatine MS. Pocket Medicine, 4th edition. LWW. 2010

（张冰清　黄晓明）

蛋 白 尿

定义：

✓ 蛋白尿：尿蛋白>0.15g/24h。

✓ 肾病综合征：大量蛋白尿（尿蛋白>3.5g/24h），低白蛋白血症（血 ALB<30g/L），伴有水肿或高脂血症。

病因

✓ 肾小球性蛋白尿：多为中-大量蛋白尿（>2g/24h）；多为中-大分子的蛋白；多合并其他临床表现，如血压升高、尿量改变、肾功能改变；有时可伴有血尿。

- 急性/急进性肾小球肾炎：ANCA 相关血管炎、抗 GBM 抗体病、免疫复合物介导（如链球菌感染后、IgA 肾病、SLE、冷球蛋白血症、感染性心内膜炎、紫癜肾等）。

- 原发性肾病综合征：微小病变、膜性肾病、系膜增生性、局灶节段硬化等。

- 继发性肾病综合征：糖尿病、SLE、肿瘤、紫癜肾、代谢综合征等。

✓ 肾小管间质疾病：多为少量蛋白尿（<2g/24h）；多为小分子蛋白，氨基酸等；可合并其他物质如葡萄糖等。

- 急性肾小管坏死。

- 急性间质性肾炎。

- 继发因素导致小管间质损害：如高血压、高尿酸血症、肿瘤、结缔组织病（如舍格伦综合征、系统性硬化等）、药物（如中药、NSAIDS、抗生素等）。

✓ 溢出性蛋白尿：因血浆中出现异常增多的低分子蛋白，超过肾小管重吸收阈值所致的蛋白尿、多为小分子蛋白尿。

- 多发性骨髓瘤。

- 淀粉样变。

✓ 生理性蛋白尿：如直立位、运动、发热等。

诊断策略

✓ 排除假性蛋白尿（大量血尿、阴道分泌物污染、洗必泰或洁尔灭污染等）及血流动力学影响（如直立位、发热、运动、心力衰竭等）。

- ✓ 了解病史：尿量；下肢、颜面、眼睑水肿；其他伴随症状；上呼吸道感染史；高血压、糖尿病、既往肾脏疾病史、自身免疫性疾病史；用药史。
- ✓ 体格检查：血压、皮疹、眼睑水肿、胸腹水、下肢水肿等。
- ✓ 常规检查：血常规，尿常规，尿沉渣，24小时尿蛋白定量，尿蛋白电泳，尿蛋白/肌酐，血白蛋白、肾功能、血脂，血气。
- ✓ 针对病因检查：
  - HBV、HCV、HIV、RPR。
  - 抗核抗体、ANCA、抗GBM抗体、补体、免疫球蛋白、血清免疫固定电泳。
  - B超：了解肾脏大小及结构。
  - 双肾血流图：评价分肾功能。
  - 肾穿刺活检：明确诊断。

门诊处理

- ✓ 肾病综合征患者或新发中-大量蛋白尿患者通常需入院全面评估。
- ✓ 继发性肾脏病变以治疗原发病为主，可加用ACEI/ARB辅助控制尿蛋白。
- ✓ 糖皮质激素治疗患者注意观察药物不良反应。

Bottom line

- 蛋白尿常提示肾脏病变，需要引起重视。
- 肾穿刺活检对于明确肾脏疾病及判断预后有很大意义。

推荐阅读

S abatine MS. Pocket Medicine, 4th edition. LWW. 2010

Longo et al. Harrison's Manual of Medicine, 18th edition. McGraw-Hill Professional, 2012

（张冰清　黄晓明）

淋巴结肿大

病因

✓ 局限性

- 头颈部：上呼吸道感染，咽炎，牙周疾病，感染（如 EBV、HIV、CMV、风疹等病毒，弓形虫，分枝杆菌），淋巴瘤，头颈部肿瘤。
- 锁骨上：淋巴瘤，肺、腹膜后、消化道肿瘤；肺部细菌或真菌感染。锁骨上淋巴结是恶性淋巴结肿大的最常见部位，40 岁以上患者锁骨上淋巴结肿大 90% 均为恶性。
- 腋窝：乳腺癌，淋巴瘤，上肢感染，猫抓病（巴尔通体感染）。
- 滑车上：上肢感染，淋巴瘤。
- 腹股沟：性传播疾病（如梅毒、淋病等），下肢感染，淋巴瘤，盆腔恶性肿瘤。
- 脐周：盆腹腔肿瘤。

✓ 全身性

- 感染：HIV，HBV，单核细胞增多症（EBV，CMV，HHV-6，HSV），分枝杆菌感染，梅毒，弓形虫病。
- 自身免疫病：SLE，RA，结节病。
- 肿瘤：白血病，淋巴瘤。

诊断策略

✓ 询问病史：是否有提示恶性肿瘤、自身免疫病和结核感染的发热、体重下降、盗汗等症状。

✓ 全身体格检查，需特别关注以下几个特征：

- 淋巴结肿大为局限性还是全身性。
- 淋巴结大小：>1cm 需引起注意，淋巴结越大，恶性可能越大。
- 淋巴结是否伴压痛：疼痛可能提示炎性疾病或恶性淋巴结坏死。
- 淋巴结质地：质硬、质韧需引起重视。
- 淋巴结活动性：活动性不佳、融合需引起重视。
- 伴随脾大：提示传染性单核细胞增多症，淋巴瘤或白血病。

✓ 辅助检查，根据肿大淋巴结的部位决定，对于全身性淋巴结肿大：

- CBC 及血涂片：白血病/淋巴瘤，单核细胞增多症中的不典型淋巴细胞。
- CXR：是否存在肺门淋巴结肿大。
- HIV 病毒检测：HIV 抗体、病毒载量。
- 其他病毒检测：EBV 抗体、CMV 抗原、RPR。
- 结核感染检查：PPD、血沉、蛋白电泳、T-SPOT-TB。
- 自身免疫病检查：ANA、抗 ENA、RF。

✓ 对于锁骨上淋巴结肿大注意检查肺部及胃肠道。女性腋窝淋巴结肿大注意乳腺检查。

✓ 细针穿刺细胞学及病理检查：细针穿刺操作简单、安全且经济，但可能漏诊淋巴瘤（淋巴瘤需要完整淋巴结活检以确诊）。细针穿刺活检结果不具有诊断意义时需要进一步的切除活检。

✓ 组织活检：临床怀疑恶性肿瘤或某些特殊感染诊断困难时（如结核、猫爪病等），需要考虑活检行病理检查及组织培养等病原学检查。最大、最异常的淋巴结活检结果阳性可能性大，腹股沟、腋窝淋巴结阳性可能性小。以下特征提示恶性肿瘤或慢性感染风险增加，是考虑活检的因素：

- 发热、体重下降、盗汗。
- 全身性淋巴结肿大。
- 淋巴结大于 1cm×1cm。
- 淋巴结肿大持续 1 个月以上。

门诊处理

✓ 尽量明确诊断行有针对性的治疗。

✓ 有淋巴结活检指征者转外科。

✓ 急性淋巴结肿大伴疼痛多为病毒感染，高危患者注意筛查 HIV 感染。

✓ 不推荐经验性地使用抗生素或激素治疗不明原因的淋巴结肿大。

✓ 不伴发热、体重下降、盗汗等全身症状或病理检查阴性的淋巴结肿大可以随诊观察。

Bottom line
- 急性淋巴结肿大最常见的原因为病毒感染，多为自限性，可对症处理。
- 锁骨上、滑车上淋巴结肿大多为恶性，注意筛查肿瘤。

推荐阅读

S abatine MS. Pocket Medicine, 4th edition. LWW. 2010

Longo et al. Harrison's Manual of Medicine, 18th edition. McGraw-Hill Professional, 2012

（邱　波　黄晓明）

体 重 下 降

概述

✓ 非主动体重下降在 6~12 个月的时间超过平时体重的 5% 时被认为可能伴随严重的躯体及心理疾病。

✓ 最常见的原因为内分泌代谢原因、肿瘤、胃肠道疾病、痴呆及抑郁（15%）等。

✓ 老年人的轻微渐进的体重下降可能是由于身体成分的改变，如身高下降，体脂含量减少，基础代谢下降而能量摄入减少。还包括牙齿脱落致咀嚼不能、孤独等原因。

病因

✓ 内分泌代谢原因：如糖尿病、甲状腺功能亢进、肾上腺功能低下。

✓ 肿瘤（老年患者尤其需要考虑）。

✓ 胃肠道疾病：如吸收不良、不全肠梗阻、溃疡病等。

✓ 其他心肺肾等慢性疾病：如慢性心力衰竭、COPD、慢性肾衰竭等。

✓ 慢性感染：如结核病、感染性心内膜炎、HIV 等。

✓ 风湿免疫性疾病。

✓ 神经系统疾病：如痴呆、帕金森病、卒中等。

✓ 精神心理行为疾病：如抑郁、焦虑、酗酒、厌食等。

✓ 药物：如二甲双胍、左旋多巴、ACEI 等。

✓ 口腔疾病：如龋齿、牙齿脱落等。

临床策略:

✓ 确认：比基础体重（而不是标准体重）下降 5%，持续 6 个月，被认为是异常。50% 的就诊者并不是真正的体重下降。当病人外表看来营养足够时，需要连续监测精确的体重改变。

✓ 除外人为原因或已明确诊断的疾病所致的体重下降，如节食、消化道疾病等。

✓ 详细地病史询问，包括饮食情况，用药史，烟酒摄入情况，慢性疾病史，家庭及社会情况。

✓ 进行详尽的体格检查，很多患者能通过病史和查体发现线索。

✓ 针对线索选择辅助检查：

- 血、尿、便常规，肝肾功能，空腹血糖，甲状腺功能。
- 胸片，上消化道造影。
- 如考虑肿瘤，行相关肿瘤筛查（宫颈刮片、乳腺检查、消化内镜、CT 等）。

✓ 若依旧未能发现原因，则应随访监测体重，并进行更加进一步检查。一般每 6 个月进行重复检查，大多器质性疾病（75%）会在这个时间段中查出，而若 6 个月依旧没有查出，则器质性疾病的可能性不大。不推荐过分执著于肿瘤寻找，因为恶性隐性肿瘤少见。

✓ 因神经精神原因如抑郁，痴呆，神经性厌食所致体重下降应进行会诊及干预。

✓ 有 15%~25% 的体重下降找不到原因。

门诊处理：

✓ 不明原因的体重下降首先需要寻找原因。

✓ 营养支持。在治疗原发病及营养补充后，大部分患者能维持体重稳定。

✓ 考虑不除外肿瘤的患者，如老年患者，转诊相关科室行内镜、妇科等肿瘤筛查。

✓ 没有明确器质性因素的体重下降注意除外精神因素，如抑郁、神经性厌食等，转精神或心理科评估。

✓ 不明原因的体重下降注意随诊。

Bottom line

- 糖尿病和甲亢常以体重下降为首发表现。
- 老年人体重下降常为生理因素，明显体重下降要警惕肿瘤、抑郁等。
- 经过评估未发现原因的体重下降，密切随诊比频繁检查更有意义。

推荐阅读

Gazewood JD, et al. Diagnosis and management of weight loss in the elderly. J Fam Pract, 1999, 47: 19-25

Longo D, et al. Harrison's Manual of Medicine, 18th edition. McGraw-Hill Professional, 2012

（景　灏　黄晓明）

关 节 痛

概述

✓ 关节肿痛是门诊最常见的主诉之一，它可能提示骨骼肌肉系统的疾病，也可能是系统性疾病的表现。

诊断策略（具体见下图，关节痛的初步诊断流程）

✓ 回答以下几个问题对诊断会有很大提示意义：

- 关节 vs 非关节。疼痛位于关节还是关节周围结构（如软组织或肌肉）？
- 炎症性 vs 非炎症性。是否有炎症？以下提示炎症性疾病：炎症的局部体征（红，肿，热）；系统性特征（晨僵，疲乏，发热，体重下降）；或实验室证据（血小板增多，ESR 升高，CRP 升高）。
- 急性（≤6 周）vs 慢性。急性还是慢性？
- 局部 vs 系统性。多少关节受累？

✓ 病史采集

- 年龄，性别，种族，家族史。
- 症状起始（突然或隐匿），发展（慢性持续性，间断性，转移性），持续时间（急性 vs 慢性）。
- 受累关节的数量和分布：单关节（一个关节），寡关节（2~3 个关节），多关节（>3 个关节）；是否对称性分布。
- 其他特征：晨僵，活动受累，症状缓解/加重因素。
- 关节外症状：如发热，皮疹，消瘦，视力改变，呼吸困难，腹泻，排尿困难，麻木，虚弱等。
- 近期相关事件：如外伤，服药，旅行，其他疾病等。

✓ 体格检查

需要进行完整的体格检查：特别注意皮肤、黏膜、指甲（可能有银屑病特征性的蚀斑）、眼。仔细全面检查受累及未受累的关节及关节周结构：应从头部到足部，或从肢端向中轴骨骼；特别注意以下体征：

- 皮温高和（或）红。
- 肿胀。
- 滑膜增厚。

- 半脱位，脱位，关节畸形。
- 关节不稳。
- 主动及被动活动范围受限。
- 骨擦音。
- 关节周改变。
- 肌肉改变，包括肌力减退、肌肉萎缩。

✓ 实验室检查
- CBC，ESR，CRP。
- 有相关症状时，检查 RF、ANA、抗 CCP、ANCA 等免疫指标，莱姆病抗体。
- 肾/肝功能检查，血尿酸。
- 有肌痛、肌力下降：CK。
- 关节腔积液抽取和分析：急性单关节炎或怀疑感染性或晶体性关节炎时进行往往对诊断有很大的提示意义。检查：①外观，黏度；②细胞计数及分类（WBC>50000/μl 时怀疑感染性关节炎）；③用偏振光显微镜检查晶体；④革兰染色及培养。

✓ 影像学检查
- X 线平片对于关节疾病的诊断和分期很重要。
- MRI 可以了解关节周围肌肉、韧带等软组织情况。
- 胸片：肥厚性骨关节病可以是肺癌的肺外表现。

门诊处理

✓ 积极根据寻找到的病因，针对病因进行治疗。
✓ NSAIDS 等药物对症处理。
✓ 创伤、骨折等患者转骨科处理。
✓ 诊断不清，需关节腔穿刺的患者转风湿免疫科处理。
✓ 诊断不清的患者，尤其是老年患者注意随诊。

Bottom line
- 关节痛可以是系统性疾病的首发表现。
- 关节腔积液穿刺分析对于单关节炎的诊断有很大帮助。

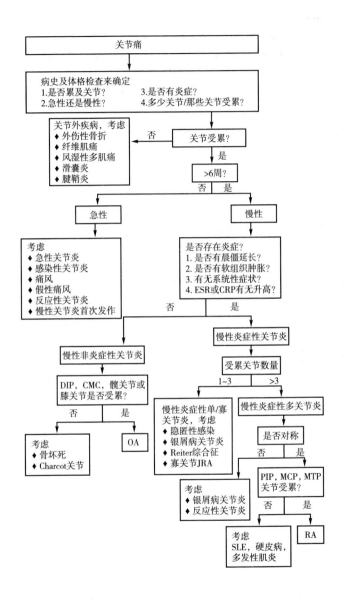

181

推荐阅读

S abatine MS. Pocket Medicine, 4th edition. LWW. 2010

Longo et al. Harrison's Manual of Medicine, 18th edition.
  McGraw-Hill Professional, 2012

（钱苏宁　黄晓明）

慢性下腰痛

病因

✓ 退行性病变
- 腰肌劳损。
- 骨质增生。
- 骨质疏松。
- 腰椎间盘突出。
- 腰椎管狭窄。
- 压缩性骨折。
- 弥漫性特发性骨肥厚综合征（DISH）。
- 髂骨致密性骨炎。

✓ 外伤性：椎体压缩性骨折

✓ 结缔组织病
- 血清阴性脊柱关节病（如强直性脊柱炎等）。
- 类风湿性关节炎。

✓ 感染性
- 脊柱结核。
- 骨髓炎。

✓ 肿瘤
- 椎管肿瘤。
- 原发性骨肿瘤。
- 转移性骨肿瘤（膀胱癌、肾癌、乳腺癌、前列腺癌、肺癌等）。

✓ 其他系统疾病所致
- 泌尿系感染。
- 盆腔炎。
- 妊娠期及产后下腰痛。

✓ 精神心理性。

诊断策略

A. 询问病史

✓ 起病的急缓，严重程度，诱发及缓解因素及伴随症状等。询问职业、外伤史，结核接触史等。

✓ 注意严重疾病的征象红旗征（red flags）：

- 恶性肿瘤：年龄>50岁，免疫抑制状态，既往肿瘤病史，无法解释的体重下降，疼痛持续存在镇痛治疗效果不好等。
- 感染性疾病：发热，既往结核或结核接触史，肺内结核灶，盗汗乏力，脊柱手术假体置入等。
- 压缩性骨折：糖皮质激素使用，年龄>70岁，骨质疏松病史等。
- 强直性脊柱炎：年轻男性，晨僵，家族史等。

✓ 有无神经压迫症状？（可能需要外科介入）
- 体力劳动者，弯腰拾重物等诱因。
- 放射痛伴麻木。

B. 体格检查

✓ 脊柱及椎旁肌肉压痛和叩击痛，骶髂关节压痛，4字试验。

✓ 脊柱生理弯曲与脊柱活动度：胸廓扩张度试验，腰椎活动度（Schober）试验，指地距，枕墙距。

✓ 直腿抬高试验。

✓ 神经系统检查：下肢肌力及肌张力，感觉障碍及病理征。

C. 辅助检查：

✓ 常规检查：血常规、血沉。

✓ 怀疑血清阴性脊柱关节病时查 RF、ANA、HLA-B27 等。

✓ 怀疑肿瘤时查 PSA、碱性磷酸酶、免疫电泳等相关检查。

✓ 影像学：
- X线检查：腰椎及骶髂关节平片。
- 怀疑血清阴性脊柱关节病时，骶髂关节 CT 比平片能发现早期病变。
- 怀疑腰椎间盘突出、腰椎管狭窄、肿瘤、感染等疾病平片显示不清时，需行腰椎 CT 及 MRI 检查。

门诊处理

✓ 明确诊断，针对病因治疗。

✓ 对于退行性病变所致的慢性下腰痛，予 NSAIDS 对症镇痛，必要时可予针灸、推拿、瑜伽、物理康复治疗等。

✓ 腰椎管狭窄、腰椎间盘突出的患者应转诊至外科/骨科，评估有无手术指征。

- ✓ 对于血清阴性脊柱关节病患者，病情较轻者，予 NSAIDS 对症镇痛；病情较重者，与风湿免疫科专科医生共同制定治疗方案（具体见强直性脊柱炎章节）。
- ✓ 退行性病变及脊柱关节病应辅助功能锻炼，加强腰背肌锻炼。
- ✓ 若为精神心理因素所致，可转诊至心理医学科，必要时可予抗抑郁药物治疗。

Bottom line
- 退行性病变是慢性下腰痛最常见的病因。
- 评估时注意"红旗征"。
- 除药物镇痛外，可辅助针灸、推拿、瑜伽等物理治疗及功能锻炼。

推荐阅读

Longo D, et al. Harrison's Manual of Medicine, 18th edition. McGraw-Hill Professional, 2012

（钱苏宁　黄晓明）

ISBN 978-7-81136-962-5

定价：25.00元